J-マインドフルネス入門

瞑想不問のシンプル・メソッド

著

山田秀世

星和書店

はじめに

　現代人の多くは，外面こそ明るく元気そうに見えていても，内面にはいつも不安や憂うつさを抱え，ときには言いようのない虚しさに苦しんでいる……これはメンタルヘルスの臨床に従事しながら，一私人としても今の世の中を日々暮らしている筆者の実感です。

　21世紀になって昭和も遠くなりつつある昨今，ライン，ツイッター，フェイスブック，インスタグラムなどの文字や画像を中心にした媒体による情報のやり取りが急速に広がりました。一方で，その是非はともかく，家族や地域，職場，国家などの様々なレベルでの集団への帰属意識が緩くなり，その仲間同士の連帯感も希薄になったような気がします。束縛や干渉を受けないことに価値が置かれる時代風潮なのかもしれません。

　今や世界でトップを争う長寿大国になった反面，わが国では認知症や介護に絡む問題や憂慮すべき財政事情が楽観を許さず，孤独死や地方の疲弊化など懸案事項が山積みです。

　そして良識と礼節を欠いたかのような近隣諸国の動向などもあって，近年，日本の社会の内外では寒々しく鼻白む思いに駆られる要因に事欠きません。

　こんな状況のもとで心穏やかでありたいと思うこと自体，かなりむずかしい注文なのでしょうか。

　テレビや新聞で報道されているように過酷な勤務の末に心身の疲労がピークに達し，果てには休職や退職を余儀なくされる労働者が珍しくなくなりました。

　残念ながら，自殺（未遂）にまで追い込まれてしまうケースも後を絶

たないことは周知のとおりです。

　このように人知れず心に重荷を背負って精神的不調に喘いだり，そんな状態から何とか回復の途上にある人々，そして心豊かな毎日を過ごしたいと切実に願っている数多くの人たちを想定しながら本書を執筆しました。筆者の臨床経験と公私両面での見聞をベースにして書かれた本書は学術的で科学的な客観性よりもむしろ臨床的で日常的な実用性を重視した構成になっています。

　この本によってJ-マインドフルネスというものを知っていただいたうえ，それを日々の生活の中で実践してゆけば，従来は不安やストレスだと認識されていたものが，もしかするとその姿を変貌させ始めるかもしれません。

　それだけではなく，予想もしていなかったような充足感や安息感と巡り会うことになり，新たな価値観や寄る辺を見出す手掛かりを得る可能性もあるでしょう。

　なお，うつ病や不安障害，その他の診断のもと心療内科や精神科に通院されている方々も，薬物療法やカウンセリングなどの治療と併用しつつ本書を活用して病状回復や職場復帰に役立てていただくことは，もちろん可能です。

　ただし，憂うつで何事に対しても意欲が湧かないとか，集中力がなくて読み進められない，あるいは，焦りやイライラが強く居てもたってもいられない……そのように諸々の症状がまだ辛く厳しい場合には，心身の安静休養を確保して，薬物療法やその他の治療で，ある程度までの病状改善を優先することが大切です。

　そして，数週間から数ヶ月待ってから改めて読んだときに本書の効用が実感できると思います。何事にもしかるべきタイミングや順序があるもので，上記のような場合には，しばらく月日の経過に身を委ねるのが回復の早道かと考えます。

　それともう一点，薬物療法にとって代わる治療手段として（薬の中止

を目標に），J-マインドフルネスを習得しようという作戦にはあまり賛成できません。

　J-マインドフルネスによって予測を上回る改善をした結果，薬物療法を卒業した人は確かに存在するのですが，そういう人たちも最初からクスリをやめようという意図をもってJ-マインドフルネスの勉強を始めたわけではありません。

　実は「クスリをやめられたら，その暁に……」というスタンスはマインドフルであるかは少々疑わしいでしょう。薬物療法を続けたままでも色々と学んで実践しながら，あれこれと愉しめているという態度が一層マインドフルなのです。そして，逆にこの姿勢のほうがいずれ服薬卒業への近道ではないかと思われます。服薬をどれくらいの期間続ければよいのかという議論は，デリケートな側面があり個々のケースによって背景事情が異なるのでここでは深入りできませんが，いずれにせよ，現在もしも服薬中なのであれば，少なくとも，最初は薬物療法とJ-マインドフルネスを併用してゆくほうが，無理がなく安全で建設的な選択だと考えます。

　もし，現在サポートを受けている主治医などの治療関係者から日頃示される見解と本書の内容との間に微妙な相違点を感じられた場合には，その相違点について先生たちに相談や質問をしてみましょう。それが実現すれば，病状を理解し改善をはかるうえで大いに参考になるだろうと思います。

　ちなみに，筆者らが本書の内容を毎週セミナー形式で実施している復職デイケアへと通所されている患者さんの多くは，通常の定期的な外来診療は他のメンタルクリニックや大学病院の神経科／精神科，あるいは精神科の病院に通院されています。その数，過去約10年間でおそらく既に500名以上になっていると推測されます。

　それでも，本書に準拠した講義内容と上記のような他院の主治医の先生たちの治療方針との間に食い違いを生じたようなケースは，少なくと

も筆者が把握している限り，これまで1例もなかったので，まず大丈夫だろうと思います。

　それでは，早速，その内容に入っていきましょう。J-マインドフルネスの記念すべき学びのスタートです。

目　次

はじめに　iii

第1章　J-マインドフルネスとは ………………………… 1
　マインドフルネスと森田療法　1
　J-マインドフルネスの特徴　3
　J-マインドフルネスの全体像　5
　学ぶに当たっての5W1H　6

第2章　X軸上の「着手」（動く） ………………………… 9
　着手の内容　11
　　0）「眼前一題」との一体化（今ここにある課題に素早く手を出す）　11
　1つの課題と3つの対象のバランスについて　12
　　1）「事物」の整備（モノ・スペースを手入れし澱み・荒みをとる）　15
　　2）「他者」への貢献（他者・社会に役に立つような実践行動）　16
　　3）「身体」の養生（外部存在としての身体の補修と鍛錬）　18
　巧まざる"マインドフルネス"と"あるがまま"　19
　着手のコツ　20
　「着手」のワーク　24
　　眼前一題のワーク　24
　　事物整備のワーク　24
　　他者貢献のワーク　24
　　身体養生のワーク　25

第 3 章　Y 軸上の「観照」(感じる) ……………………… 27
　　事実の 4 実相を観照する　27
　　　1) 順境相：今ここにある幸いな内外の事実の側面　29
　　　2) 逆境相：厳しい境遇が人間に成長と幸福をもたらす事実の側面　32
　　　3) 収斂相(しゅうれん)：日常生活の一瞬一刻の中に在る味わい深い事実の側面　34
　　　4) 拡張相：広大無辺の規模の時空間に存在している事実の側面　39
　　「観照」のワーク　44
　　　順境相を観照する　44
　　　逆境相を観照する　45
　　　収斂相を観照する　45
　　　拡張相を観照する　45

第 4 章　Z 軸上の「放念」(放っておく) ……………………… 47
　　アンタッチャブルな相手への対処　47
　　「あきらめ」との違い　48
　　3 項目 6 要素を放念する　50
　　　1) 感情・症状を放念する　50
　　　2) 観念・思考を放念する　51
　　　3) 過去・未来を放念する　55
　　「放念」のワーク　58

　　第 2 章〜第 4 章のまとめ　60

第5章　タラちゃん …………………………………………… 61
　　なぜ，マインドフルネスでタラちゃん？　61
　　J－マインドフルとJ－マインドレス　63
　　「横着」タラちゃん　64
　　「無頓着」タラちゃん　66
　　「執着」タラちゃん　70
　　まとめ　76

第6章　心身の健康に役立つ7つの手技 …………………… 79
　　クンバハカ法　80
　　2分間・深呼吸　81
　　スキン・ケアで心身の鍛錬　83
　　経絡の刺激：ツメもみ・タッピング　84
　　メンキョロ法（悪夢の軽減とストレスの散逸に）　87
　　FFT（Focus Fix Training：焦点固定訓練）　89
　　"マイルドフル"・ウォーキング（"Mildful" Walking）　90

　参考文献　94
　あとがき　97

　【付録】携帯用J－マインドフルネス・カード

第1章
J-マインドフルネスとは

マインドフルネスと森田療法

　一般にいうマインドフルネスとは，簡潔にいえば仏教の瞑想法をベースにしてデザインされたメンタルヘルスの手法のことです。
　近年，欧米において，うつ病などの治療から企業での能力開発まで幅広く応用されるようになっています。
　特に今世紀に入ってから臨床心理学の領域ではマインドフルネス・ムーブメントとも言われるほどの広がりをみせていて，日本国内にも"逆輸入"されてきている状況であり，マインドフルネスは昨今その人気が急上昇してきています。
　でも，その本質的な側面，つまり，「今ここの体験を重視して，それを評価することなく，そのあるがままに受容してゆく」という方法や態度は，実は日本固有の治療法である森田療法の核心をなす部分にほかなりません。
　森田療法は，不安や症状と闘ったり排除しようとする姿勢をよしとせずに，それらを"あるがまま"にうっちゃっておくことを特徴としています。

そして，日常生活上あたりまえの実践行動に重きを置く態度や方針を100年もの昔からずっと貫いてきたのです。

　その意味では，苦しみや病状を受容しそれと共存することを重んじるマインドフルネスの骨格をなす"マインド"そのものを森田療法は世界に先駆けて実践してきたともいえるでしょう。

　日本独自に誕生し発展してきたこの森田療法は，禅や瞑想をその治療技法の中に直接的には組み込んでいません。

　それでいて，苦難との共存や生活態度の重視など本質的な側面がしっかり織り込まれているところ，ここに森田療法の独創性とマインドフルネス的な側面があるのです。

　しかし，"森田"療法などと固有名詞で呼んでしまうと，欧米からすれば日本という極東の小さな島国の土着の伝統的秘技のように誤解されかねません。

　実際には，日本文化の土壌と西洋医学を背景にして医療現場から実践的な臨床技法として体系化されたのが森田療法なのです。

　そして，創始者である森田正馬自身の着想や発言には，人間の苦悩を見据え本性を見抜いた炯眼と才覚が随所に散りばめられています。

　森田のエッセンスは，不安や症状を訴えている人だけのものではなく，誰にとっても，生きてゆくうえで遭遇する困難や苦痛に適切に対処し乗り越えるうえで極めて有効に活用できるものです。

　このような普遍性と汎用性に富んだ森田の理論と手法を，シンプルかつブリーフな治療パッケージに再編成し，仕立て直した体系がJ-マインドフルネスなのです。

　ここで，シンプルかつブリーフとは，内容が理解しやすく実践がむずかしくない，古めかしい言語表現やうさん臭い宗教色が含まれていないということを意味します。

　事実，J-マインドフルネスにおいては，森田療法にベースを置きながら，その古典的な入院技法の数々や古色蒼然とした用語はほとんど登

場しません。

　逆にこれが森田療法なのかといわれるほど，形式面での森田色は薄められていると思います。しかし，その本質的な核心部分はしっかりと担保されている，というよりもむしろ濃厚に凝縮されています。

　私たち人間は，この地球上に生存するわずか数十年の間に様々な問題やストレスに直面します。それは，生老病死の苦しみのほか，対人関係の悩みなど数え上げればきりがありません。

　J-マインドフルネスとは，そんな様々な試練に立ち向かいながら，私たち自身の可能性や持ち味を存分に発揮し心豊かで充実した日々を生き抜くために，適切かつ必要不可欠な行動指針や生活態度をシステマティックにまとめ上げたもの，ともいうことができるのです。

　ちなみにJ-マインドフルネスのJは第一義的にはJapaneseのJを表しています。その他の意味もいくつかあるのですが，詳しくは追って説明したいと思います。

J-マインドフルネスの特徴

　なお，J-マインドフルネスが従来のマインドフルネスと一番違っているのは，上述したように瞑想という手法が直接的には採用されていない点です。

　さらに，坐禅，その他の呼吸法や歩行を通した自己修練といった側面よりも普段の生活に密着した仕事，家事，そして，掃除や整理整頓などの卑近な日常実践に軸足を置いているところがJ-マインドフルネスの特徴です。

　ただし，瞑想や呼吸法を必ずしも否定するものではなく，生活の本業である仕事や勉強などのやるべきルーティン・ワーク（日々の課題）を後回しにしてまでその修行や苦行に勤しむ必要はないとするのがJ-マインドフルネスです。

実際にJ-マインドフルネスには身体を養生する手立てとしてシンプルな呼吸法や眼の動きを鍛錬する手法がいくつか取り入れられています。

　ここで，注意してほしいことがあります。それは，J-マインドフルネスを実践してゆくことでストレスや症状が軽減され，心身の回復を促進するうえで役立つであろうことはもちろんですが，実はJ-マインドフルネスは，不安や症状などの問題の解消あるいは悟りや解脱に至ることを直接目標にしているわけではありません。

　極端な話ですが，様々な病気の症状が改善し不調が軽減され，もう何も悩みはないと主張していても，その人の生活自体が充実することなく弛緩し停滞したままであるなら，それはJ-マインドフルネスの意図するものとは少し違っています。

　それとは逆に，たとえ病気の症状その他の困難な境遇がさほど変化していないままであったとしても，このJ-マインドフルネスの生き方が体現されていれば，苦痛や困り事が克服されたような状態よりも，一段と大きな成果や充足感を得ることになる可能性があるのです。

　つまり生活全般の質の改善や向上によって，もともとは一番の悩みの種だった問題点が相対的に浮上しなくなって存在しないも同然となる，結果的にそんな状態，境地に自然と到達している……なんてことが実際に起こり得ます。

　それが，J-マインドフルネスの優れた特質で，困難や問題はただ除去できればよいという単純で安直な合理的発想とは抜本的に異なっているところなのです。

　もっと言えば，J-マインドフルネスの体現に伴う状態の改善には，その人の独自の生き様の変革や固有の人間的な飛躍を伴っていて，昨今アカデミズムで流行りのエビデンス（科学的根拠）の存否などというものとは次元を異にする価値を持ち併せているといえます。

　誤解を恐れずにいえば，エビデンスの存在などという他人にもそっく

り同じ内容が再現できるようなレベルの展開では，他者の心の琴線にも触れうるドラマ性を持ったその人特有の進化や発展とは言えません。

そして，単なる問題の解決や病状の軽減だけなら上質の充足感や生きがいをもたらすレベルまでは到達しないのではないか……そういう仮説すら想定しています。

J-マインドフルネスの全体像

J-マインドフルネスの全体像をわかりやすくまとめると図1-1に表現されます。この図のことをJ-マインドフルネス3軸空間の図といい，本書では以降，略して「J-M3軸の図」と称することにしましょう。

この図の中に本書の内容のほぼすべてが網羅されているといっても過言ではありません。

J-マインドフルネスとは，このJ-M3軸の図に沿った態度や行動を一つずつ実践してゆき，そしてそれがバランスよく習慣化し自然に身に

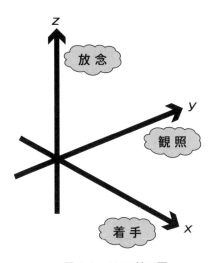

図1-1　J-M3軸の図

ついたありようのことです。

　これは決してむずかしいものではありません。一般に私たちが何か行うことを「むずかしい」と感じるのは，その内容の大枠イメージ（全体像）がつかめないとき，あるいは現実に実行したり習慣化するのが簡単ではないと直感的に思った場合ではないでしょうか。

　つまり，理解面または実践面で難がありそうな場合に「むずかしい」と表現されることが多いと思うのですが，その意味においてはJ-マインドフルネスは決して「むずかしい」ものではありません。

　というのも，J-M3軸の図をコンパスあるいは地図代わりに使って視覚的なイメージを描きながらJ-マインドフルネスの概要を理解することができるからです。

　そして，学習や会得の過程やオリエンテーション（自らの立ち位置）を確認しながら身につけてゆくことが可能なのです。

　それに，やるべきこと，やらないほうがいいこと等の実用的で具体的な方針，それに開始と継続のコツも明確に示してありますので，何をどうやりゃいいのかが不明ということはあり得ません。

　また，わかっちゃいるけど，現実にどうしても具体的な実行が……という人に対しても対策は打ってありますのでご安心ください。

　その代わり，大事なポイントについては，あれこれと表現を変えながら何度も何度も繰り返し言及し強調されていることをあらかじめご承知おきくだされば幸いです。

学ぶに当たっての5W1H

　ここで，J-マインドフルネスを学び習得するうえでの要点を5W1Hの形式で整理しておきましょう（表1-1）。

　周知のように5W1Hとは，いつ，どこで，誰が，何を，なぜ，どうやって？という枠組ですが，このことを最初のうちに明確にしておくほ

表 1-1　J-マインドフルネスを学ぶに際しての 5W1H

When　いつ	今
Where　どこで	ここで
Who　だれが	私が
What　なにを	3 軸にあることを
What　なぜ	元気で幸福で生きるために
How　どのように	とっとと，ちょっと，ざあっと，とつとつと

うが，J-マインドフルネスを効率よく継続して学んでゆくうえで役立つのではないかと考えるからです。

　いつ When，どこで Where，誰が Who，については「今，ここで，私が」で明確でしょう。

　次に，具体的な内容としては，いったい何 What を学び身につけるのか？という問いについては J-M3 軸空間で示されたものを，それぞれ着手（動く），観照（感じる），放念（放っておく）していけばよいわけです。

　そして，なぜ Why，何の目的で J-マインドフルネスを学び身につけるのかという必要性の問いかけに対する解答はこうです。

　つまり，私たちが精神的な不調や現実上の困難に適切に対処しつつ，自分たちの持ち味を存分に発揮して，その人らしく幸福にいきいき生きてゆくためだといえるでしょう。

　最後のどうやって How 学ぶか？は，後に X 軸の「着手」のところでくわしく述べますが，「とっとと，ちょっと，ざあっと，とつとつと」やればよいのです。

　あとは，各自の実践あるのみです。それでは，以下の各章で X 軸，Y 軸，Z 軸の 3 つの軸それぞれの解説に移っていきたいと思います。

第2章
X軸上の「着手」(動く)

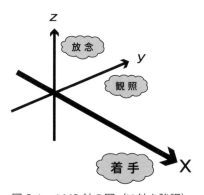

図2-1　J-M3軸の図（X軸を強調）

　J-マインドフルネスの全体像はJ-M3軸の図でほぼ説明できると前章で述べましたが，本章ではその3軸のうちのX軸について解説します（図2-1）。

　私たちは常日頃から，いろいろな"ものごと"に囲まれて生活しています。この"ものごと"を文字通り"もの"と"こと"に分けて考えてみましょう。

　自分を外面から取り囲んでいる，これらの"もの"と"こと"に対して，私たち自身がどれだけ具体的に「着手」して（動いて）いるかの度合いがX軸上に示されている，とみることにします。

すると，X軸上の成分（矢印の長さ）とは，外部の"ものごと"に対してどれだけ行動を伴って能動的に関与しているかの指標であるといってよいでしょう。ただ，指標といっても，そのときどきのフットワークの軽さであったり，しかるべき動作移行や態度形成へのアクセスの良さという習慣獲得のレベルであったり，とおおまかに考えてください。要するに，どれだけ腰軽く動けるか，というバロメーター的なものです。

なお，ここで外面や外部と表現しているのは，私たちが感じたこと，思ったことなど心の内面や内部で起きていることに対比させる意味からです。ざっくり言えば，外面，外部とは，"ものごと"のうちで主観的なこと以外の，具体的に形あるもの，客観的に眼の前に形として，ほぼ見出せる側面のことを指しています。

本章で扱う「着手」すべき外面の"ものごと"（行動のターゲット）とは，総論的な0) 眼前一題と，各論的な1) 事物（モノ），2) 他者（ヒト），3) 身体（カラダ）という具体的な3対象の併せて4つの内容です（表2-1）。

これら4つの内容にどう「着手」するのかは，行動のターゲットに意を尽くす，その持ち味を最大限に活かし引き出すべく関わってゆくことなのです。上記の4つの各内容にあてはめると，眼前一題とは「一体化」し，事物を「整備」し，他者には「貢献」する，そして身体は「養生」する，という適用表現になりましょうか。森田療法でいう「（そのものに）なりきる」という言い回しがぴったりきます。

表2-1　着手の内容

0) 眼前一題との一体化
1) 事物（モノ）を整備
2) 他者（ヒト）に貢献
3) 身体（カラダ）養生

外面以外の内面の取り扱い方は第4章で後述しますが，ここでは，まず眼に見える外面的な形あるものに手を着けよう，動いてゆこうという作戦についてしばらく考えてゆきましょう．

着手の内容

0)「眼前一題」との一体化（今ここにある課題に素早く手を出す）

一般に私たちが何かを思い悩んだり気が重くなっているときは，何も行動せず（動かず），ただボンヤリと座っていたり寝転んでいることが多いものです．

その反対に，身体が状況に即して活発に動いているときは，何らかの心配事や苦悩にあまり注意が向かず意識がそこに停滞しにくい，という経験則を私たちは知っています．

そこで，まず外部の一つの対象（「事物」「他者」「身体」）に対して意識と注意を方向づけ，物理的に身体を動かし始めることが推奨されるのです．

このように身体を動かすことで，客観的な状況の変化の如何にはさほど関係なく，感情や思考という主観的な側面が徐々に，ときには急激に展開を起こします．

この段階であれこれと考えを巡らせたり，気を逸らそう，リラックスしようなどと"画策"していると，逆に思い悩む迷路に入ってしまいます．

急いで手をつけて失敗したら……，あるいは落ち着いてからやったほうが良いのではないか，という疑問や反論があるかもしれません．

でも，そんな問いの背景には逃避や先送りの口実が潜んでいることが多くて，それなら早く始めておいたうえで，その行動内容に意を尽くしてゆくほうが状況的にも精神的にもよい結果につながるはずです．

ここでは，あえて拙速でも良いといっていいくらいです．何も慌てる

までの必要性はありませんが，とりあえずサッサとやり始めてしまうほうが，はるかにメリットが大きいといえるでしょう。

逆に，慎重に丁寧にやろうとして，大切なタイミングを逸してしまったり，結局は手つかずのままで，中途での頓挫，時間切れになるリスクやデメリットのほうが甚大です。

ともあれ，とっとと行動に移して課題と自分を合体させ一つになってしまう。つまり，対象に没入して我を忘れている状態になる，その効用を少しずつ身体に覚えこませてゆくのです。

そんな状態にあっては，行動前に抱いていた取越し苦労やイライラなどの不快な感情も知らない間にどこかに雲散霧消していることに気づくものです。

なお「眼前一題」として"一つの"課題としていますが，着手を開始した後の状況に応じて，その対象が二題，三題へと増えてゆくのはOKで，むしろそのほうが自然だともいえるでしょう。

何も「眼前一題」という字面にとらわれて，何が何でも一つの課題だけに懸命に集中し続けなければならないということはありません。

横着せずに，着手したのであれば，あとは状況に即した流れに沿いながら，その場，その時の変化に従って自在に動いてゆけばよいのです。

このように，私たちがやるべきことに迅速に手を着けると同時に，その後の展開は自然や状況の成り行きに身を任せるという，この方針について森田正馬は，しばしば「自然に随い境遇に従順たれ」という格言を用いました。

1つの課題と3つの対象のバランスについて

この着手の最初に挙げた0)眼前一題への関与は，いわば大原則とでもいうべき共通項です。

この「眼前一題」の順番を特別に0)番としたのは，他の3つの対象

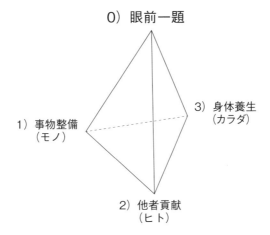

図2-2　頂点が眼前一題の三角錐

よりも一クラス上位に位置づけて，そのグランドルール的な意義を強調するためです（図2-2）。

　ここで改めて確認すると，眼前一題とは，私たちが，その場，その時に置かれている状況のもとで，最も優先してサッと手を着けるべき事柄でした。

　それは，さっさと記載するべき一枚の書類など仕事や学業の課題もあれば，誰かに対して掛けるべき一声だったり，路上に転がっている空き缶一個に手を伸ばすことかもしれません。あるいは，家族の誰かにメールを打つことや，すぐにトイレに立って用を足すことだってありうるでしょう。

　とにかく，この眼の前の課題に対して，あれこれと考えを巡らせるよりも，とりあえず動作上の形から入ってしまおうという提案です。

　この眼前一題の内容は，その人のライフサイクルや生活状況に応じて徐々に，ときには急激に変貌を遂げることもあれば，比較的短い時間経過のうちに刻一刻と素早くその姿を推移させてゆく場合もあるようです。

つまり，その変化のスケールは数週間，数ヶ月から数年，数十年という中長期的な単位で流動する一方，時間，分，ときには秒単位のタイミングであっという間に移ろいゆくこともあります。

　それゆえ，着手の大局観的な大きな方向性を見誤らないような見識が求められると同時に，瞬時の「旬」を逃さないよう反射神経のアンテナを磨いておく，そんな"二刀流"の視点や態度が求められるでしょう。

　以上のように総論的には，ともかく眼の前にある優先順位の高い何かのことに手をつけることが必要です。

　しかし，その課題の内容が今ひとつはっきりしないとき，あるいは，その眼前一題の内容がどれだけバランスがとれているかを検証するためには，以下の各論としての1），2），3）という3つの対象が有効に機能します。

　ちなみに，眼前一題の内容が，仕事など何か一つだけで全体の8割，9割以上を占有してしまうと，時間や労力のうえで無理が生じる危険があります。

　滅多にない重要な仕事やここ一番の試験などの例外はあるかもしれません。でも，特定の行動対象（仕事や家事など）一つだけに振り向ける時間と労力は全体の6割からせいぜい8割を越さないよう留めておくのが望ましいでしょう。

　このように，ある一つの事柄へのエネルギーの分配比率の上限を6〜8割程度に抑えておくほうが，最初から9〜10割を配分するよりも，長期的な成果や生活全般での心豊かさという総合的な観点からみれば，むしろ合理的で効率が高いと思われます。

　何らかの仕事や研究に対して自らの時間と労力を徹底的に注ぎ込んだ結果，一時的に立派な業績を上げる一方で，無理が祟って健康を損なったり家族関係が行き詰まっているなどというケースは，社会のオモテ舞台で華やかに活躍している人々に少なくありません。これは本末転倒というべき皮肉な現実です。

その意味で，眼前一題が特定の単独の課題だけに過度に集中しないよう，ほどよい調和に配慮することが大切になってくるわけです。
　というよりも，以下に具体的に述べる1），2），3）の3対象のバランスが維持されている状況下で眼前一題が遂行されているとき，その結果として何か特定の何かに対して8割を超えるようなアンバランスな過剰投資が起きないようになる，というのが実際なのかもしれません。

　では，着手の対象の総論的な0）眼前一題に続いて，各論的な1），2），3）の解説に進みましょう。

1）「事物」の整備（モノ・スペースを手入れし澱み・荒みをとる）

　私たちの日常を取り囲む物理的なモノ（アイテム）や空間（スペース）をどれだけフルに活かすことができているか，の指標です。
　具体的には，自宅の室内空間，机の上，押入れや引き出しやバッグの中などの収納場所，また，食器，文房具，書類などのアイテム，持ち物などを対象として，これらの整理・整頓，掃除，修繕などメンテナンス（手入れ）をして，各々の働きを最大限に引き出してゆくことを指しています。
　これらを眠らせたままにしておいたり，機能不全のままで放置することなく，どれほど手を掛けて有効利用しているか，意識的かつ丁寧に使い込んでいるか，少し大げさにいえば生命を吹き込んでいるか，ともいえるでしょう。
　それらの対象とされる様々なモノやスペースには，結果的に私たちの意識のありようが多かれ少なかれ反映されていることを常に認識したいものです。
　モノやスペースという私たちの外部や周囲に属するものに対して丁寧に手を加え磨き上げてゆくという外向きの関与が，反転して私たちの心の内面の曇りや乱れを自ずと除去してゆくという内向きの成果となって

戻ってきます。

　言い換えれば、"目に見える"という感覚でとらえられる外的な側面を整備することで、"目に見えない"感情や思考の作用という内的な側面の調律が図られてゆくわけです。これは不思議といえば不思議な機序かもしれませんが。

　このように、モノやスペースを整備することには雑用的、準備的な意味だけではなく、実質的には私たちの内面を整え磨き上げるという意義が秘められていることを忘れてはいけません。

　さらに言えば、それらに手を着ける個々の動作や行為とは、単に何らかの手段（準備）や修養（練習）として行うだけのものではなく、そのひとつひとつが、私たちの貴重な生活場面の"本番の"ひとコマであり、生きる証しを立てる人生の核心部分でもあるといっても過言ではないと思います。

　それゆえに、理屈としては少し奇妙なのですが、眼前一題への着手はそもそもマインドフルネス習得のためにやるのではなく、そこに着手されるべきモノやスペースが存在していて、それらの事物に自然に呼応するが如く手が出るというようであってこそ、逆にマインドフルになるのではないでしょうか。

　そう考えると、モノやスペースを整える営為とは、修行のための修行というよりも、いわゆる「事上の禅」に匹敵するもので、私たちの成長や鍛錬、そして生きる意味の発見に連なる実践的な課題であるようにも思われるのです。

2)「他者」への貢献（他者・社会に役に立つような実践行動）

　この地球上の生存競争が激しい動物世界にあって、社会的な存在である人間しか持っていない、他の生き物の存在原理とは抜本的に異なる特質があります。

　それは、ある人が常に自らの利益を優先して行動しているような場合

には，なぜか反対にその人には思わぬ不利益が還元される結果になるという現実です。

一方，これとは逆に他者や社会の幸福を意図的に願って行動しているときは，虚無感からの解放や生きがいの発見というようなレベルの恩恵がもたらされるという事実です。これまた，少しばかり不可思議なる人間性の事実に立脚した行動指針がこの「他者貢献」に他なりません。

もし貢献相手として身近に他者を見つけるのがむずかしいときには，見知らぬ人々や地域社会，あるいは国家，地球的な規模にまでその範囲を拡げて他者貢献を実践することでも少なからずセルフケアに繋がることでしょう。

公共の場でのゴミ拾いやボランティアに手を着けるきっかけが（少なくとも最初は）誰かに喜んでもらおうという純粋な動機である必要はなくて，逆説的で少し不思議に思えるかもしれませんが，巡り巡っての自己救済という切実な要請からの小さな一歩として，あるいは単なる試みで「他者貢献」に着手してみてもよいのです。

誰かに感謝もされずに礼も言われないなどということはむしろ当然であって，他者からの感謝が目的ならば，むしろ「自己貢献」の側面が大きくなってしまいます。というよりも，「誰一人ありがたがってくれない」と感じさせられる現実は「他者貢献」を続けるうえでの本気度が試されている瞬間なのかもしれません。

実はこの「他者」への貢献という着手の行動化だけで自己執着からの脱却という陰の報酬が既に還元されているということを心得ておくとよいでしょう。

あくまでも，「他者貢献」という"自己目的"遂行のために他人や社会を利用させてもらっている自分はもしかすると悪人なのかもしれないというくらいに考えて，できれば他者に気づかれないよう控えめに「他者貢献」を行使するというような，いわゆる「陰徳を積む」スタンスが望ましいと思います。

悪人たることを自ら忌み嫌い，立派だ，善人だという自他からの認証や評価を求めてそれに汲々としていると，「他者貢献」という美名のもと安易な"善意の押し付け"という低俗な行為に堕してしまう怖れがあるからです。

　その意味でも，自らの立場や言い分をひとまず傍らに置いて悪人または愚人たることを甘んじて引き受け，陰ながら他者の顔を立て周囲の居心地を配慮する姿勢を維持するのは容易なことではないかもしれません。

　ただ，何事もそうですが，他者貢献にしても自虐的あるいは自己陶酔的にならないぐらいの歯止めはもちろん必要で，ここでも程よき調和が求められるのは言うまでもないでしょう。

3)「身体」の養生（外部存在としての身体の補修と鍛錬）

　自己という存在の"ありか"は，進化の究極形の脳という中枢を持った私たち人間の身体の中で，頭の深部か胸や腹の奥底か，その居所はいったいどこなのでしょうか。

　そんなことを意識して少しだけ身体の内部を探ってみると，物理的な身体というものは自己の内なのか，それとも外なのか，その所属位置が案外と微妙であることに思い至るはずです。

　毎秒のたゆまぬ息の吸い・吐き，この反復行為を観察している自己，食物の摂取と消化・吸収という「ヨソもの」を同化させる営みに思いを馳せる自己，そして，運動するときの心臓の鼓動や筋肉の収縮・伸展という動態をリアルに感じている自己……。

　これらを意識している自己……その自己の中核（ド真ん中）から身体感覚を観察してみるとき，身体というものが自己の中核よりも幾分か周辺の領域に定位された外的存在としての意味を持っていることに気づくと思います。

　そこで，身体という対象を少しだけ距離をおいて客観的に眺める，つまり身体を外部存在に位置づけて，その客体化された身体に改めて意識

的に目を向け直してみましょう。

　そうすると，身体の手入れを綿密に施したり，それを慈しんでゆくことの意義（重要性）が浮上してくるのがわかるのではないでしょうか。

　具体的には，身体という外部存在を対象として，息の出し入れをゆっくりと味わう深呼吸，体内に摂取する食物の内容への気遣いと咀嚼（噛みしめ）や嚥下（飲みこみ）を意識しつつ体験してみること，あるいは有酸素運動や筋肉のリラクゼーションを習慣化すること，さらには朝晩の少し時間をかけた歯磨きや帰宅時の足先の丁寧な洗浄……これら諸々が実践課題として想定されます。

　それらに実際に手を加え実行に移すとき，必ず身体への愛おしさや心地よさが湧き上がってくることが実感できると思います。

　そして，一段と自らの身体をケアしてみたい気分が育まれてゆくことになるはずですが，その変化はその場で容易にわかることもあれば，継続している途上のある瞬間に体感的に思い至ることもあります。

　このように身体を外的存在として養生する行為が，私たち自身の身体意識を刷新し身体感覚を洗練させるという内面的な効果をもたらすことに気づきます。

　つまり，知覚的に把握しやすい身体という"外的存在"を手入れする行為が，知覚的には直接の把握が困難な内的側面において，充実感や爽快感を自ずと体感するという成果になるわけです。

巧まざる"マインドフルネス"と"あるがまま"

　以上のようにして，眼前一題の旗印のもと，外面的で目に見える対象の「モノ（物）」「ヒト（人）」「カラダ（体）」に対して能動的な「着手」という働きかけを始めたとします。

　すると，その結果として，私たちの意識の対象（ターゲット）が，抽象的かつ内面的な自己という存在から具体的かつ外面的な存在へと移動（シフト）していきます。

それと同時に，自らが磨きをかけたそれらの外部対象からの逆照射（反作用）によって，つまり物・人・体が鏡のような照り返しの役割を果たすことによって，心豊かな状態が徐々に意識化されてゆくことになるでしょう。

　この点は，従来のマインドフルネスのように主に瞑想や坐禅を通してというよりも，普段の生活場面での実践行動による自己鍛錬，つまり"外界への投資"を経由した"内界への増資"という，J－マインドフルネスに特有の自己の回復と発展のプロセスだと考えられます。

　これは，自らの症状の改善や洞察の獲得を目指した成果というよりも，場面に即応した意図から出発しながら，副産物的に自己が陶冶される（磨き上げられる）という結果が，期せずして体現された状態なのかもしれません。

　たぶん，本来の"マインドフルネス"にしても"あるがまま"にしても，少なくともそれ自体を目指しているような状態では，それらの達成は困難なのかと思います。

　一方，そんな意図とは関係なく，与えられたその場，状況のなかで外面の「モノ」「ヒト」「カラダ」に向けて「着手」し眼前の一題と合体している，なりきっているありようこそが，合体とはいいつつも知らぬ間に期せずして微妙に自己との間合いが図られた"マインドフルネス"であり"あるがまま"が成就された状態なのではないかと考えられます。

着手のコツ

　以上の1)～3)までの説明で，着手すべきことは一体何なのか，そして，どのような関わりをすればよいのか，が明らかになりました。

　それはわかったのだが，どうしても手が着かない，どうやって手を着ければいいかを知りたいと訴えるままに着手しないでいたり，また何か

と逃げ口上をもうけては回避し続ける人が実に多いようです。これは筆者の臨床経験からも十分うかがい知れるところです。

　そんな場合には，とりあえず目の前にあること一つだけを片づけてみようという指示がフィットします。

　すなわち，これはとりもなおさず０番目の「眼前一題」になるわけですが，どうすれば着手できるかわからないままに，とりあえず行動へと踏み出してゆく，この方針をスローガンとして覚えやすいようリズミカルに「とっとと」と名づけます。

　「どうやったら着手ができるのかなあ？」なんて逡巡しながら思案に暮れていると，いつまで経っても着手しないままで横着してしまう……多くの人の心の中に潜み続けてきたそんな頑固な「先延ばし癖」に対して，この「とっとと」というひとくちスローガンは，一つの行動を始動させる潤滑油としての役割を果たすでしょう。

　ついでに，この「とっとと」の他に，筆者たちの臨床体験から編み出された「着手のコツ」があと残り３つあるのですが，併せて紹介しておきましょう。

　「ちょっと」：これは，ある課題の全体の一部分だけを３分間だけでも30秒間でもよいので試しに「少しだけ」着手してゆく，という方針のスローガンです。

　ある課題の全部を隅々までやらねばならないという，しばしば一人よがりの勘違いである「全体主義」への歯止めとして役立ちます。

　この「全体主義」と表現された"100％全部やり通さねばならぬ"というある種の先入観は着手に際しての大きな足かせになっていることが多いので注意が必要です。

　「全体主義」などと少々冗談めかしてネーミングしていますが，意識されていないところで私たちの人生に仄暗い影を長きにわたって落とし続けるという意味で，この「全体主義」も本来の政治的な意味での独裁

主義なみに恐るべきものといって過言ではありません。

　「ざあっと」：大雑把でいいから全体を見通せるように，不完全なままで多少のアラや穴はあるままでよいから，通しで一度仕上げてしまおう，そして全体像を把握してしまいましょう，という方針です。
　このスローガンは私たちの精神衛生上とんでもない悪さを働く「完全主義」への解毒剤としてとても有用です。
　不思議なことに，始める前は全体をカンペキに仕上げねばならないという窮屈なこだわりに悶々としていても，全体を大まかに「ざあっと」たった一度でも仕上げてしまうと，当初抱いていたこだわりに伴う迷いや焦りが現実的で具体的な行動ターゲットの吟味や検討へと変貌して，重苦しい気分や治まりの悪かった強迫的な観念の度合いもかなり軽減されるものです。

　「とつとつと」：これは，少し耳慣れない表現ですが，ここでは，しぶしぶ，いやいや，気乗りがしないままに着手することであると解釈して下さい。
　「訥々（とつとつ）と喋る」という表現から類推できるように，不器用なままで，緊張したままで，気が乗らないまま，機が熟さないまま，といったニュアンスです。
　行動には最初から意欲や気合いが必要不可欠だと主張する「偏った精神主義」へのワクチンとして，このスローガン「とつとつと」は効果を発揮することでしょう。
　私たちが人間社会で暮らしてゆくためには，公私両面で他人への気遣いやめんどうな事務的手続きがしばしば必要で随分と骨が折れるものです。でも，行動が疎かになって悩んでいる人は，他の一般の人たちは気軽にやっているに違いないとか，気苦労もなしにラクしてやっているんだろうなどと，しばしば大きな誤解をしているのです。

事実としては，誰にとってもめんどうなことはめんどう，気が重いことは重いので，みんな最初は気乗りしないままやっていることが多いのです。そこで，最初はめんどうと思いつつも渋々やってゆく，すなわち否定的な気分や考えのままでも仕方なく行動に移すという教え，これが「とつとつと」という方針です。
　現実には，一応やる気はあると言いつつ結局実行しない人が大勢いるのですが，やる気はほぼゼロでもそれとは別枠で行動に移すことは可能なのです。
　やる気というものは，最初は乏しくても着手しているうちにその経過途中で後発的に追って湧いてくるもので，そして本当の面白みとかやりがいといったものも後々になって初めてわかることも多いものだという事実を「とつとつと」というスローガンが教えてくれることでしょう。

　以上に述べた「着手のコツ」をスローガンとしてまとめて列記すると「とっとと，ちょっと，ざあっと，とつとつと」となります。
　これを実際に声に出して「とっとと」から「とつとつと」までを実際に唱えてみましょう。
　なお，発声するときには，メトロノームの刻みを意識しながら約4秒間でテンポよく4つをリズミカルに発声するのがお勧めです。そうすると4つめの「とつとつと」が少し早口にならざるを得ず舌を噛みそうになるかもしれませんが，そこがまたユーモラスで愉快なところです。
　何度か発声してみると，4つ各々に要する時間同士にゼロコンマゼロ何秒かの小さな差異があることに気づかれると思います。
　さて，J-マインドフルネスのX軸：「着手」というのは「とっとと，ちょっと，ざあっと，とつとつと」とりあえず行動すればよいということになるので，英語で表現するとJust do it！となります。
　J-マインドフルネスのJが持つ幅広い意味のうち，その2つめがここで明らかになりました。

「着手」のワーク

眼前一題のワーク

1) タイマーを1分にセット。目を閉じて深呼吸を開始。1分間ゆっくり自分のペースで深呼吸。気が散っても1分続けるのが目標。

2) ティッシュ3枚を水で濡らしタイマーを2分にセットする。洗面所の鏡の汚れとくすみを完全に除去するべく2分間フルに磨く。

3) タイマーを3分にセット。引き出しの一段，カバン，サイフのどれか1つを集中して整理整頓する。3分でキッチリ中止する。

事物整備のワーク

4) キッチンのシンクやレンジ，洗面所・バス，トイレを20分磨く。

5) ポリ袋1袋の最近着ない服，1年見ていない10冊の本を処分する。

他者貢献のワーク

6) ゴミ拾いや風呂の排水溝磨きで手を汚す行為（プチ汗に耐える）。

7) 控えめに謝意を込めたメール（葉書）を書く（プチ恥(シャイ)に耐える）。

身体養生のワーク

8) 5秒9回（1分で108回）の脈拍がどの程度の感覚か軽い腹筋，早歩きで体感する。

9) 第6章の7つのワークのうち，実践できそうな1つを実行に移す。

第3章
Y軸上の「観照」(感じる)

事実の４実相を観照する

　J−マインドフルネスの２つめの軸であるY軸は「観照」という手順に関する指標です（図3-1）。ここでいう「観照」とは私たちを取り巻く「事実」の数々をよく見据えたうえで，それらの価値を存分に味わい尽くす作業手続きのことです。

　私たちが持つ一般的な傾向として，ごく日常的な事実を当然なことだと軽視し見過ごしてしまうことがあります。また，最初からまったく知

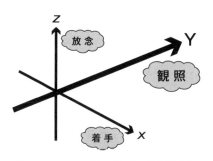

図 3-1　J−M3 軸の図（Y 軸を強調）

表 3-1　事実の 4 実相

1) 順境相
2) 逆境相
3) 収斂相
4) 拡張相

らずにいたり，きれいサッパリ忘れていて，その尊い価値を味わい損ねている事実が実際には数多く存在しています。これは極めて残念だと言うほかありません。

　観照とは，あたりまえの事実を感謝すべきだという教条めいたことを説いているのではなく，私たち人間が心豊かに生きてゆくため獲得したあまたの叡智の中でも，手近に存在していながらも実は最高峰の部類に属するものである，ということを強調しておきたいと思います。

　表 3-1 に列挙した事実の 4 つの実相（リアリティーに富んだ生々しい側面）は，ゆっくり噛み締めてみると，どれも普遍的で深遠なこの世の真実を湛えて余りあるものばかりです。

　これら事実の 4 実相のうち，たとえどの 1 つの実相であっても，その観照が十分に高められるとき，ささやかな安息やときに計り知れぬ感動がもたらされ，この「観照」という作業の成果はそれほど大きな資産価値を潜在的に宿しています。

　では，それほどまでの可能性を秘めているという「事実」の実相とは果してどんな側面なのでしょうか？

　せっかく人間としての生を受けていながら，観照することの妙味を知ることもなく黄泉の国に戻ってゆくなど，あまりにも勿体なく惜しいことだと思わせる，そんな事実の 4 実相について，以下で順に解説していきましょう。

1）順境相：今ここにある幸いな内外の事実の側面

　私たちは，いま現在この状態のままで既に多くの幸いな事実に恵まれていて，それと同時に幾多の災厄を免れている事実があるのですが，このような事実の側面を順境相と定義します。

　上述したように，人は往々にして日々のささやかな幸運や僥倖（ぎょうこう）（偶然の幸せ）を当然視したり忘却したままでいます。

　そして，持っていないものを欲しがることしばしばで，わずかばかりの不遇を嘆き続ける，そんな"悪癖"を身につけてしまっていることが多いようです。

　今この瞬間に手元にあって失われていない事実の有り難みを心底から思い知るのは，残念なことに，それを実際に無くした後か，喪失の危機が切迫してきたときというのがほとんどです。

　そこで，通常の平凡かつ貴重な順境相の事実の価値を見失わせてしまう当然視，看過（見逃し），あるいは忘却といった習性に対する日頃の防御対策として，以下の２つの手法が考えられます。

　１つ目の手法は，今ここで与えられている幸いな「今あるプラス（あるプラ）の」事実，今受けていない不都合な「今ないマイナス（ないマイ）の」事実を個々にチェックしてゆく手続きで，まず，これを照合的ワークと名づけたいと思います。

　この照合的ワークを通じて一つ一つの事実を意識化する作業を日常的に続けてみましょう。

　すると，自分が事故にも遭わず過ごせていて，こうやって自由に読書をしていることというのは，もしや奇跡的な事実なのかも……と自発的に感じるときがあるかもしれません。そうなれば，事実の順境相への観照がかなりいい線まで来ているといえるでしょう。

　事実の順境相を観照してゆく，この「あるプラ」・「ないマイ」の照合的ワークとは個々には以下の16項目をチェックしてゆくことです。

　つまり，身体が自由に動けていて（1），視聴嗅味触覚などの感覚が

概ね順調（2）で，数々の内臓や無数の組織・細胞がいつも通りに機能（3）している事実について，できるだけ具体的に一つ一つをありありと丁寧に，みつめ感じてゆきます。

次いで，仲間や家族（4）がいてくれて，何らかの自分の役割や仕事（5）を持てていること，そして，今日一日だけの衣・食・住（6，7，8）に最低限は恵まれているという事実を，可能な限り生々しく想起してみましょう。

これら（1）〜（8）の事実を丁寧に一つずつ押さえて確認してゆくことが「今あるプラス（あるプラ）」の照合的ワークになります。

反対に「今ないマイナス」の事実として，少なくとも今日一日だけは事故（9），犯罪（10），災害（11）に遭っていないのも，これも確かであるということ。

そして，深刻な金銭問題（12）や対人問題（13）に少なくとも今この時間帯だけは追い立てられていない事実，この瞬間だけに限れば激しい痛み（14）や著しい吐き気，痒みなどの不快感（15），そして緊急の尿意・便意（16）にこの瞬間だけは駆り立てられていない事実，これらの素朴な事実に淡々と思いを馳せてみるのです。これらは目立たぬ意外な盲点の事実のはずです。

これら（9）〜（16）のマイナスの事実が今はないことをチェックすること，これが「今ないマイナス（ないマイ）」の照合的ワークです。

次に，上記の「あるプラ」・「ないマイ」の照合的ワークに続く2つ目の手法である探索的ワークについて説明します。

このワークは，否定的な側面ばかりに焦点を当ててしまう性癖に染まりがちな私たちの視点を是正するのに役立つものです。いわば，ものを見るレンズの曇りを拭い，歪みを"矯正"する効果を持っています。

具体的には，「あ・い・う・え・お」の5文字を筆頭にした5つのフレーズで表現される以下の事実，これを日常生活の中に自分から意識的

表3-2　探索的ワーク

あ	ありがたいなあ
い	いい感じだなあ
う	うんがいいなあ
え	えらいな自分も
お	おもしろいなあ

に探ってゆくのが作業手順です。

　ここで，「あいうえお」で表現される5つの事実というのは「ありがたいなあ」「いい感じだなあ」「運がいいなあ」「えらいな自分も」「おもしろいなあ」と感じられるような5種の事実群を指しています（表3-2）。

　そのような5種の事実群を，普段から日常的に捜し求め数え上げてゆくこの作業は少しばかりの根気が必要かもしれませんが，成果は絶大です。

　先述のように，私たちは，この「あいうえお」とは逆の基準でものごとを見る悪癖を過去の中でイヤというほど身体にしみこませてしまっていることが多いのです。

　それゆえ，この「あいうえお」基準からものを見ていこうとするこの探索的ワークは，もしかすると最初は私たちに大きな抵抗感を抱かせるかもしれません。

　この抵抗感こそが，私たちの変化，成長，回復を阻害する張本人なのです。自分の中に深く埋め込まれ，"マインドコントロール"された旧い自分を意識的に変革するためにも，この「あいうえお」基準からの探索的ワークを是非とも日常生活の中に取り入れていきたいものです。

　この探索的ワークを通して明らかにされてゆく諸々の事実群が，ある瞬間に焦点を結んで，思えば自分も結構ラッキーかもしれない，なんて気づき始めたら，探索的ワークを通じた順境相の観照も相当なレベルま

で到達してきていると思われます。

　また，自分は思いもよらぬほど途方もなく恵まれた世界に生かされているのだという事実の順境相を眼前に浮上させることができたとすれば，もはや達人の域も遠くないかもしれません。

　以上の照合的，探索的という2つのワークを日々，ことあるごとに繰り返し実践して習慣化することが大切です。

　順境相の観照の結果として意図するところは，「吾唯知足（われ・ただ・たるを・しる）」という標語で仏教の教えの一つとして説かれている内容とも合致するものです。

2）逆境相：厳しい境遇が人間に成長と幸福をもたらす事実の側面

　苦痛や困難という鬼（悪魔）の形相をしていながらも実はこれが安心立命をもたらす仏（天使）の姿に他ならないという事実の側面，これが逆境相です。

　ところで，人間が幾多の苦しみに満ちたこの世に生まれてくるのは果たして単なる偶然なのか，それとも何か特別な意味があってのことなのでしょうか。

　いずれにせよ，もしや後者なのかもしれないという仮説に基づいて生きるほうが私たちの内々から湧いてくるエネルギー，内発的な「生きる欲望」を強く感じ取りながら，様々な困難に立ち向かってゆける……どうやら，このことは思想信条の別や人間観の差，あるいは時代や民族，文化の違いを超えて万人に普遍的に備わる人間の基本的な性情ではないかと思われます。

　そして，制約ある人間の脳では直覚的には把握ができても理知的には説明が不可能なサムシング・グレイト（人智を超えた偉大なる何か）はおそらく存在するのだろうとの想定のもとに生きるほうが（すべては偶然の産物にすぎないという人生観に従うよりも）虚無感に苛まれることなく平穏と活気に満ちた毎日を過ごせるということ，どうやらこれも

人間という存在に共通する根源的な事実のようです。
　また，私たちが生きてゆく途上で数々の試練や苦難に直面するとき，汗をかきかきそれに対処し果敢にしぶとくトライしてゆくこと自体が自分たちの成長につながって，どうやら幸福や生きがいを見出す契機となりうるようなのです。
　それに，苦労や不幸がないところに，本来の安息や幸福も見出せないであろうというのは古今東西の幾多の先哲が教えているところです。
　一見すると厄介で不運と映るような苦境ではあっても，その背後には極めて重要な意味が秘められているのだとみなす生き方が，私たちにチャレンジャー精神と使命感を自覚させ，そのピンチを耐えて生き抜く力を賦活するであろうことは事実であって，これは事実の逆境相の"真実"だともいえるでしょう。
　以上，わかりやすく言えば，私たちは生きる現実において身体的，精神的，社会的な苦境にしばしば遭遇するわけですが，そんな状況こそが人間を鍛錬し向上させる絶好の機会であり，本来の生きる力を与える原動力たりうるもので，これが私たち人間存在の内外，裏表に見出せる事実の一側面，すなわち逆境相とよばれるものなのです。
　その意味では，少々おかしな表現になってしまいますが，逆境すらもある意味で順境とさえいえるのかもしれません。
　おそらく，逆境相の意義を存分に味わえたときに初めて順境相の真価を堪能できるのだと考えられます。つまり，順境相をよりいっそう深く満喫するためには逆境相というスパイスが不可欠なのかもしれません。
　その反対に，日頃から順境相を十分に実感できていてこそ，様々な逆境相を耐え抜き立ち向かってゆくパワーが供給されるのではないでしょうか。

3）収斂相：日常生活の一瞬一刻の中に在る味わい深い事実の側面

ふと考えてみるに，私たちがこれまで生きてきた数十年の経緯と，これからの数ヶ月，数年，そして数十年と続いてゆく先々の歴史の狭間に屹立している，この束の間の一刻。

実は，この瞬時のただ中にこそ，一瞬とは真逆の恒久の価値を持っている"秘宝"が眠っています。このことを無自覚のままでいる人が少なくありません。

この束の間の瞬刻にしかと存在していながらも，簡単にはその姿を現そうとしない貴重な事実の側面がこの収斂相です。

収斂相を自ら顕現させる（明らかになる），つまり今この瞬間に存在する煌めく価値を私たちが感じとるためには，一般的に色々な鍛錬法や機序が存在するのかもしれませんが，J-マインドフルネスでは，以下のような比較的ややこしくない作業手続きを提示しています。

この作業について，以下できるだけ理解しやすいよう説明したいと思います。

まず，私たちが体験する時間的な意識から，過去と未来を前後へと切り分けて遮断し除外してゆくとしましょう。すると，自然に私たちの意識が今・現在へと次第に集約されてゆきます。わかりやすく図を用いて解説してみましょう（図3-2〜4）。

意識や注意を向けた対象の「円筒」（グレーの部分）が時間軸の上で左右両側から少しずつ押されていって（図3-2）今・現在という真ん中方向へ圧迫されて（図3-3），その結果，意識（注意）の矛先は，一枚の薄いディスクへとプレスされることになります（図3-4）。

この意識が今・現在に圧縮される過程と状態をここで「凝縮」……①と名づけます。

〔なお，事実の一側面である収斂相を「観照」する作業過程を考えている途中ですが，眼前一題への「着手」（第2章参照），および，過去と未来の「放念」（第4章参照）も，当然ながらこの意識（注意）の今・

現在への凝縮を促進することを付記しておきます〕

次に、この1枚の透明なディスクを正面からみていることをイメージしてみて下さい（図3-5）。

このディスクを通して見る「ものの見方」は、過去の重荷や先々への懸念という曇りがないので、かなり透明度が上がっているはずです。

このディスクに一段と磨きをかけて精度の高い一枚のレンズに仕上げるための、その研磨材として役立つものが自然と芸術という媒体です。

つまり、私たちが、自然や芸術に触れて感動する体験を重ねることで、この世の様々な美や気高きものに反応する感受性が次第に磨かれ、高められてゆくのです。

このように薄い一枚のディスクが、今度は磨きをかけられて高感度のレンズのようになってゆく過程をここで新たに「純化」……②とよぶことにします。

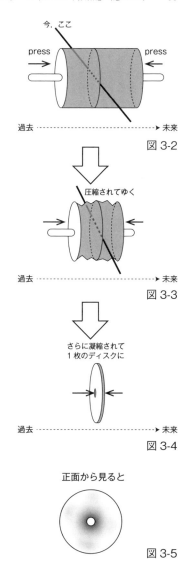

図3-2

図3-3

図3-4

図3-5

〔なお，このレンズが磨かれて「純化」されてゆく際に，これと平行してレンズ表面の濁りや汚れを除去する効果を補うのが，順境相を観照することであり，感情（症状）や観念（思考）を放念する（第4章で詳述）ことである，とも考えられます〕

さて，私たちの意識や注意が，今・現在という薄いディスクに「凝縮」され，さらに自然や芸術を通した感動体験によって研磨され「純化」された状態……翻ってこのような眼力を擁して視点の矛先を日々の生活へと向けてみましょう。

この新たな視点を携えて毎日の生活の個々の情景へと意識と注意が適用されることを，ここで「般化」……③と定義します。

そうすると，それまで何の変哲もなく凡庸だったはずの日常の一情景，たとえば，本棚の一段の片隅に少し傾いて置かれている古い国語辞典，あるいはテーブル上の飲み残しのペットボトルのお茶の黄金色に紛れて潜み隠れていた，古くて真新しい事実の収斂相がいきなり立ち現れてくるかもしれません。

かくして，ありきたりで平凡な生活の営みの陰にその姿をくらませていたと思しき現象界の事実の収斂相，これが驚愕の様相を以て突如として姿を見せることになるでしょう。

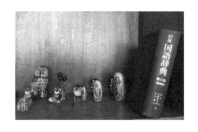
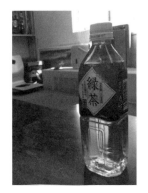

あるいは，こうもいえるかと思います。つまり，一見退屈で凡俗な日々の中にどれだけ豊穣なる味わいを見出せるか，これが収斂相の"析出"の度合いであり，また，観照が極められているかの指標なのである，とも。

なお，③の般化がスムーズに展開するためには，実はX軸上の着手の具体的な3つの対象である「モノ」「ヒト」「カラダ」にコマメに手を着けていることが効果的に機能すると考えられます。

つまり，上記の「凝縮」と「純化」によって研ぎ澄まされ洗練された意識と注意が向けられたその先に，かつて自らが着手した痕跡を見出せたとします。たぶん，この状況とは「般化」によって発射された意識（注意）の"ビーム"が到達すべき着地点のレセプターを認識したようなものだと思われるからです。

以上に述べてきたことを，収斂相を現出させるためのプロセスとして以下に要約しておきます（図3-2～4を参照）。

過去と未来が遮断され今この瞬間へと意識が"凝縮"されてゆく……①
自然・芸術を介した感動体験を通して意識が"純化"されてゆく……②
凝縮と純化を通した意識が日常的な情景へと"般化"されてゆく……③

この①②③の3段階のプロセスを，念のためもう少し説明を追加しておきます。

この「凝縮」という作業は，意外なほどシンプルです。一般に私たちの意識や注意は，ついつい過去か未来のどちらかへと向けて漂ってしまう傾向がありますが，これは多くの人にとって経験的に理解できることでしょう。

また，今この瞬間に遭遇する私たちの「体験」は，言語の習慣と過去

の詳細な記憶という人間だけに固有に発展した知的な能力特性によって"痛みやすい"もので"汚染"や"腐敗"を起こしています。それゆえに、「体験」をそのままに生(なま)で"味わう"のは実は至難の技なのです。

このような、今現在の経験をそのまま感じとるために必要なのが、その時々刻々の「直感」（初一念）の自覚です。

ここで、この「直感」を過去と未来によって侵蝕（汚濁）させないためには、意識と注意が現在から過去と未来へ流出するたびに"Here and Now（今ここ）"、"Here and Now（今ここ）"と心の中で呟きながら今ここへと再三にわたって向け直す必要があります。

そして過去と現在、未来と現在の間に立つ2枚の障壁板を現在側へ両サイドから根気よく押し続けるシンプルな作業、これが「凝縮」でした（図3-2）。

この「凝縮」は、まるで時間軸の両側に溢れ出た浴槽のお湯を小さなサジや杯で少しずつ汲み戻すかのような実に地道な作業だといえるかもしれません。

こんな根気を要する"修行"の場が、お寺の境内や瞑想道場などではなくて、日常的で卑近な生活場面の中にあるというところが逆にホンモノの修養らしさが滲み出ているところなのではないかと思います。

次に、意識の"純化"を究めるためには、既述のように、その名に値する芸術作品や美しい自然というものに日頃からできるだけ幅広く頻繁に慣れ親しんで感動体験を積んでおくことが望ましいでしょう。

でも、私たち現代人は、日々の仕事や人間関係、その他数々の雑務によって時間と体力を枯渇させており、自覚の有無を問わず心身共に摩耗しがちです。

感動とは、このような心と身体の凝りと荒みを一瞬のうちに解きほぐして、局所的に蓄積した精神的な"疲労物質"を散逸させる機能を持っています。

しかも，日々のルーチン・ワークとは別格で異次元の感激や官能へと私たちを誘ってくれる時空体験ともいえるもので，修行とは対照的に刺激と満足感がこの上なく，理知的な側面を経由せずに直感的な部分へとストレートに訴えかけてくる"愉悦"とさえいえるものが，この感動です。

　つまり，感受性が磨かれる過程というのは時間こそ要するかもしれませんが，実は大変に楽しいものです。

　すなわち，シンプルだが単調で修行的な「凝集」と，時間が必要で日常とは縁遠くなりがちな芸術や自然との心豊かな触れ合いを経由した「純化」は，双方の手法と展開は対照的ながら，いずれも収斂相の顕現には必須の要素となっているわけです。

　そして，これらの「凝縮」と「純化」を経由して洗練された"審美眼"が，何気ない卑近な対象へと適用された「般化」というプロセス，これが収斂相の"光臨"のためのおそらく最終段階だと思われます。

　ここに，このとき，現象界の狭間の中に永らく潜伏し続けていた（正確には私たちが気づかずにいた）収斂相が事実の尋常ならざる一側面として鮮やかに立ち現れることになるわけです。

4）拡張相：広大無辺の規模の時空間に存在している事実の側面

　拡張相は，先に詳述したばかりの収斂相とは対照的な事実のカテゴリーです。

　私たちの意識や注意の対象，つまり何を思い浮かべ何を感じ考えているかの方向や領域を極限まで拡大させたときに明らかになる事実の様相です。

　たとえば，この宇宙という空間は138億年という"むかし，むかし，そのまた大むかし"にビッグバンという現象によって創発したこと，これは現代物理学の科学的知見としてご存知の読者も多いことでしょう。

そして，まさしく今この瞬間にも，この地球から遠方に離れれば離れるほど光のスピードにもまさる超高速で宇宙空間はどんどん拡大し続けているという，この想像すらしにくい客観的な事実の厳然たる存在……。

俗世の喧騒と生臭さにまみれた影響で少々錆びつき気味かもしれない私たち現代人の感覚からは実感しにくいかもしれません。

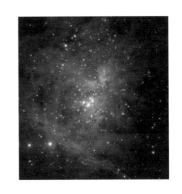

しかし，この生きた大宇宙空間の実態とは，沈黙した暗黒の闇が横たわっているというよりは，はち切れんばかりの超ダイナミックでエネルギーに溢れかえった目もくらむような光と音のエネルギーの饗宴の舞台，もしかするともっと想像を遥か無限に超えた世界，宇宙であって，信じがたいかもしれませんが決してフィクションではなくて，こっちが冷厳な事実なのです。

この大大大大大・宇宙の中の銀河系宇宙に属する太陽系の中にある太陽という灼熱の恒星の周囲を，誰かが与えたのか？　万有引力という法則によってキッチリ365日に1回という周期で規則正しく回り続ける愛おしい小惑星……これが大宇宙空間の中にあって塵の中の塵の中のそのまた芥子粒(けしつぶ)にも満たない大きさ（小ささ）で浮かんでいる宇宙船「地球号」です。そもそも，私たち人間が他でもない"宇宙人"であることをすっかり忘れて日々を過ごしています。

その超巨大宇宙空間にポッカリと漂いつつ，静かにかそれとも轟音をあげてか，極めて精密に制御された一定の法則で太陽の周囲軌道を，彗星や火星など他の惑星とともに，この瞬間も自転と公転し続けている，かけがえのない蒼い一惑星である地球。その表面に観える太平洋上の片隅に小さく浮かんだ日本列島のどこかで，縁あって今こうして，読者と筆者はこの事実を共有しているわけです。

第 3 章　Y 軸上の「観照」（感じる）　41

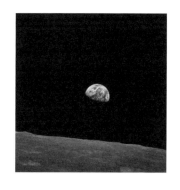
　実際に宇宙空間に浮かんでいる地球のその姿を目の当たりにした宇宙飛行士は，必ずや絶対者の存在を信じずにはおれなくなるとのことです。
　この決してフィクションではない事実に想いを寄せる際にビートルズの"Because"という曲を聴いてみると，これがなかなか感動的です。

　ただただ不思議というべきか，この厳粛な事実の前に襟を正さざるを得ない気がします。同時に，そんな非日常的な事実に考え及んでいる（この想いすら宇宙の営みの一環に他なりませんが）自分という存在，ここで，そのルーツというべきものに少しだけ思いを馳せてみることにしましょう。

　存命であるか否か，あるいは好きか嫌いかも別にして私たち誰もが持つ両親，4 人の祖父母，8 人の曾祖父母，そして 4 代先の 16 人の直系のご先祖たち……こうして単純に 10 代（一代を単純に約 25 年と計

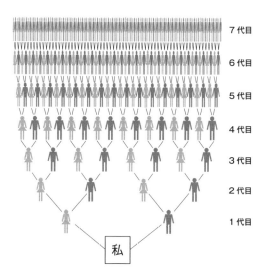

算して200〜300年程の昔で18世紀のなかば，江戸中期の老中・田沼意次の時代）まで遡るだけでも，2＋4＋8＋16＋……512＋1024＝2046人の直系の先祖の面々が（一部は重複していて実数はたぶんそれより若干少ないものの）紛れもない事実として私たちと同様に数十年の人生をまっとうしたわけです。

　信長や秀吉の時代まで辿ってみると，東京ドームが満員になる数の私たちのルーツの直系のご先祖さまの面々がこの地上に実際に生存したという事実。

　その全員のDNAを受け継いでいる自分という一生命体。満員のドーム球場の観衆の温かい眼差しと声援を受けながら，自分が今現役のエースピッチャーとしてスポットライトを浴びながら現代日本社会という球場のマウンドに立ち，日々現実と格闘している情景を少しだけ思い描いてみましょう。

　応援してくれている数万人の一人一人全員が，たった一人の例外もなく血の繋がった懐かしいはずの親子同士という関係なのです。

　イメージすることさえ私たちヒトという生き物の脳の日常的キャパシティを超えてしまっているのか，3代前の曾祖父母のわずか8人でさえも，その顔を一人ひとり思い浮かべることがむずかしいと思われます。

　でも，とびきり高潔で篤実の人から手の着けようのない変人までが実在していたことは間違いありません。外見，能力，貧富など数々の基準で，それこそピンからキリまでの面々が，かつてこの地球上の現実舞台で生々しい日々を懸命に生き抜いた末に一人残らず皆が土に還ってゆきました。繰り返しますが，その全員がまぎれもなく私たちの直系，ジキジキの！先祖なのです。

　彼／彼女ら（ピッタリ男女同数かと思いましたが，色々な歴史上の"ドラマ"があって男性のほうがたぶん僅かに少数）が数十年の人生でそれぞれの1回きりの命がけのドラマを演じて，その悲喜こもごもの歴史の果てに私たちが今ここに存在していること，これはもうどうにも否

定しようがない事実であり，もはや許すも許さないもありません。

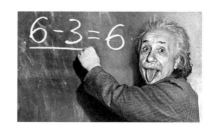

こう考えると，私たちが自分の血筋，家柄，出自などについてあれこれ自慢したり卑下することが，いかに根拠がなくナンセンスなのかわかると思います。

そして，個々の人生たかだか100年という時間幅も138億年の悠久の宇宙の歴史から見れば，僅かも僅か，たった1億分の1にも満たず実にごくごく束の間の時間の過ぎ去りとしかいえないかもしれません。

かつて，アインシュタインが「私は未来は考えません。それは，あっという間にやってきます」と述べましたが，これは極めて客観的で冷静な視点です。

このような私たち人間存在にまつわる摩訶不思議なる事実は，卑近な日常に忙殺されていると思いもよらず完全に意識の対象外へと追いやられたままです。

ここに，淀みと荒みに疲弊しきった私たちの意識に磨きをかけ再賦活化を促すためにも上記の事実の拡張相を改めて深く味わってみる意義は途轍もなく大きいと言わざるを得ません。

J-マインドフルネスのY軸：「観照」を英語で表現してみれば，Just feel it！としていいかと思います。Easyとは決していえないそのsimpleさを，ただ，そのまま「感じ」ることができれば，その味わいは自ずと高まってゆくことでしょう。

「観照」のワーク

順境相を観照する

A. 照合的ワークその1

「今あるプラス」→できるだけ，以下の（〜）を具体的にイメージする

① 運動系 → 自力で（〜）できる，自分一人で（〜）できる
② 感覚系 → 自由に（〜）できて，不自由なく（〜）できる
③ 内蔵系 → 五臓六腑（〜）（〜）（〜）の機能が大丈夫である
④ 仲間と家族 → （〜）がいてくれる，（〜）が支えになっている
⑤ 役割と仕事 → （〜）に従事できる，（〜）という使命がある
⑥ 今日一日の衣 → 最低限度確保の水準をイメージする
⑦ 〃 の食 → 〃
⑧ 〃 の住 → 〃

B. 照合的ワークその2

「今ないマイナス」→これもできるだけ具体的にイメージする

⑨⑩⑪今この瞬間だけは，「事故」「犯罪」「災害」に遭っていない
　　　　　　　⇄「無事」「安全」「息災」が得られている
⑫⑬今この瞬間だけは，「金銭問題」と「対人問題」が切迫していない
⑭⑮⑯今この瞬間だけは，「激痛」「激苦」「激便（意）」がない

C. 探索的ワーク「あいうえお基準」

ありがたいもの……というものは？　→　まずは「あるプラ」から
いい感じだなあ……というものは？　→　自然，芸術，日常の中に

うんがいいなあ……というものは？　→　まずは「ないマイ」から
えらいな自分も……どんな行動を？　→　本書を読んでいること自体
おもしろい（おいしい，大笑い）の元？→　捻(ひね)って絞(しぼ)って創(つく)り出す

逆境相を観照する

①これまでの逆境相と思われる体験から得たもの，学んだことは何か
②何度かの逆境相を耐え抜くうえで支えとなったモノ，人物，媒体は
③今現在，まさに直面している逆境相を乗り切るために役立ちそうな
　J-マインドフルネスのノウハウは何かを熟考してみる

収斂相を観照する

①「凝縮」（図 3-2 ～ 4）：今ここに集中して，過去と未来を遮断
②「純化」（図 3-5）：自然と芸術を通して感性を練磨しておく
③「般化」（p.36 写真）：平凡な日常の情景に潜む煌(きら)めきの発見

拡張相を観照する

［p.40 ～ 41 の写真や図を眺めながら以下の①②③の事実を観照する］

①無限の大宇宙空間の中で芥子粒(けしつぶ)の如き"宇宙船"地球号の蒼い洋上
　に浮く日本列島の片隅，そこに佇(たたず)む私が在るという神秘的な事実
② 138 億年の宇宙の歴史の中で人間の一生の長さ約 80 年なる時間は
　宇宙カレンダー 1 年への換算で僅(わず)か 0.2 秒という何とも驚愕の事実
③ヒト一人の直系先祖の総数は単純計算でも 10 代を遡るだけで 2000
　人を超え，いずれにせよ膨大な数になるという実に恐るべき事実

第4章
Z軸上の「放念」(放っておく)

アンタッチャブルな相手への対処

　J-マインドフルネスの3軸のうち，いよいよ最後の3つめの指標，Z軸です（図4-1）。

　私たちがこの世を生きてゆくとき，どれほど懸命に頑張ってみても思うようにコトが運ばずうまくいかないことは多々あるもので，これが現

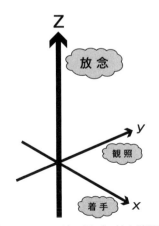

図4-1　J-M3軸の図（Z軸を強調）

実というものです。

　それどころか、正面切って立ち向かえば立ち向かうほど、逆に時間と労力を浪費させ、その人の生活や人生全般に広く計り知れないダメージをもたらしてしまう、そんな厄介な相手が実在しています。

　そんな輩(やから)とは、闘ってみてもコントロールしようとしても思うようにならず、反対に無視や回避を試みても、あるいは冷静に対処しようと目論んでも逆効果になってしまうほど、それほどまでに始末に負えない相手です。

　その相手の正体を明かす前に、それでは、どうするのが最善なのでしょうか？

　その明快な解答は、言葉にするとシンプルなのですが、「そのまま」にしておく、そっと放(ほう)っておくことなのです。この方針をJ-マインドフルネスでは「放念」と表現します。

「あきらめ」との違い

　ちなみに、ここでいう「放念」と俗にいう「あきらめ」との違いはどこにあるのでしょうか。

　まず、「放念」というJ-M3軸空間のZ軸上の成分が豊かに充足されるためには、他の2軸であるX軸の「着手」とY軸の「観照」が十分に体現されていなければなりません。

　つまり、X軸方向によく動けていて、Y軸方向によく感じられているような、XY平面上の広大な敷地での豊かな実りがあって初めて高さの成分であるZ軸方向の「放念」が存分に達成されるのです。こうして、放っておける（執着しない）という本来の安息が見出せることになります。

　それに対して、一般にいう「あきらめ」とは、生きることに捨て鉢になった状態です。つまり、着手も観照もやろうとしない退廃的な態度を

第4章 Z軸上の「放念」(放っておく)　49

表 4-1　放念する 3 項目 6 要素

1) 感情・症状
　（不安や緊張などの不都合な感情と身体的な不定愁訴や疼痛）

2) 観念・思考
　（自らの境遇で能力，財力，対人関係などに絡む思い・考え）

3) 過去・未来
　（不快な記憶や後悔，先々への心配，憂慮や夢，期待さえも）

指しています。

　その意味では「放念」と「あきらめ」は，実は似て非なるもので，真逆のあり方とさえ言ってもよいのです。

　さて，説明の順序が相前後したようですが，この「放念」すべき厄介この上なきその相手とは果たしてどんな奴らなのでしょうか？

　そいつらの正体とは，とりもなおさず私たち自らが作り出した要素を幾分持った面々であり，列挙すると**表4-1**の3項目6要素となります。とくと御覧ください。

　以上の1)，2)，3) はどれも人間の目には直接みえないものばかりであり，私たちの心の中で生じている内的な体験，あるいは精神的な所産と表現できるものです。

　ここで，X軸の着手の対象（事物，他者，身体）が，ほぼ目でとらえられる外的で形あるものであったことと比較対照してみると興味深いと思います。

　それでは，放念すべき 1)，2)，3) について順に説明してゆきましょう。

3 項目6要素を放念する

1) 感情・症状を放念する

　まず，感情や症状というものは，一般的な社会常識からすると，意志の力でコントロールできるものだと誤解されています。

　その証拠かあらぬか，教育現場やスポーツ指導の場面においても「自信を持って思い切って行け」とか「勇気を持て。怖がらないで」というようなセリフを頻繁に耳にします。

　しかし，これらのセリフは私たちの実体験に照らしてよく検証してみると，人間本来の性情の事実に反しており不合理で非現実的なことがわかります。

　つまり，私たちの内面に湧き上がり身に迫る感情や症状は，その時々の基底をなす精神状態によって，あるいは社会的，身体的，生理学的な状況に応じて惹起される内的な自然現象といえるものです。

　実際に，ある人がその場その時に抱く感情や症状（不快な知覚）とは，その瞬間の血糖値や内分泌ホルモンの血中濃度に強く影響されたり，その人が知らない間に内部構築された特定の条件反射（ある種の形成された神経回路）のなせる結果であることさえ少なくないのです。

　つまり，それらは私たちの意思力の直接及ぶところではないのですが，これが意外や意外にも一般的には知られておらず，大いに誤解されているようです。

　それゆえ，このような客観的な事実を省みることなく私たちの内面に湧き起こる感情や症状などを直接的に制御したり克服しようと懸命に試みたところで結果的には失敗すること必定で，ますます泥沼に嵌ってしまうわけです。

　この感情や症状の一般的特性について，芦澤は「感情や症状は取ろうとすると徒労に終わる」と喝破していますが，これは親父ギャグによっ

て人間性の深い真実の一面が描写された珍しい例です。

　そして，感情とは一般的な性質として，その発露の経過にまかせておけば，そのうちに自然と軽減してやがては消失する性質を持っています。

　それゆえに，私たちが不安や緊張感などの不愉快な感情に襲われたときには，とりあえずは，あれこれと操作することはせずに，そのまま「放念」しておくことが傷を深くしない賢明な対処法です。

　周知のように，薬物療法や現代の医療では十分に改善しないような諸々の症状がたくさん存在しています。慢性的な頭痛，腰痛，水虫の痒み，めまい，検査でつかまらない不調の数々，これらもとりあえず「放念」しておくことが，何とか抑え込んでやるぞと意気込むよりは，逆に苦痛を不必要に悪化させないことが多いものです。

　ただ，症状はすべて我慢して放っておけというのでは，ありません。必要な検査や治療は適切に受けたうえで，それ以上不明な点や改善しないところは，ある程度のところで仕方がないと，そのままにしておくほうが余計な苦しみを募らせないですみますよ，という事実に基づいた方針だということです。

　筆者も，頻尿とめまい，そして下腿の浮腫をもう10年以上自覚していますが検査では特に異常がないので，放念し続けたまま，日常生活には一定以上の支障はきたしていません。ただし，毎日のウォーキングや軽いジョギング，そして冷水摩擦の励行，その他オメガ3脂肪酸を含む食品とサプリの摂取などの日常的な身体養生はきっちりと着手し実践し続けていることも付記しておきます。

2）観念・思考を放念する

　最初に観念と思考の大まかな違いを述べておきましょう。ここでいう観念とは私たちの意識に自然と湧き上がり来る内容のことです。一方，それらが各人固有の流儀に従って繋がれ組み合わされて独自に構成された知的な作用や過程，これが思考というものです。

観念と思考はいずれも身体的な状態に強く規定されていて，また1)の感情・症状との間にも互いに少なからず影響を及ぼし合っています。

　観念と思考を放念するといっても，何でもかんでも考えること，思うことがすべて間違いだといっているわけでは，もちろんありません。

　私たちが生きていくうえで，考えを尽くし思いを巡らせなければならないことは山ほどあり，また考えて楽しいこともたくさん存在しています。

　人間とは，おそらく考えることを楽しむ動物であるといってよいと思われるのですが，それではここで観念・思考を放念せよというのは，一体どういうことなのでしょうか。

　それは，自分の立場，能力，身体，財力，社会的な境遇などまったく私的な事柄について，他者と比較してあれこれと詮索したり気に病んだりすること，これにエネルギーを費やすのは有害無益ですよ，という意味なのです。

　というのも，1)の感情・症状と同じように，観念と思考についても，当人の意図とは別にその性情たるや実に神出鬼没であって，私たちの元々の意志や思惑と離れたところで湧いたり消えたり気まぐれな方向へ導かれたりしている実態があるという，これまた意外な事実があるからです。

　たとえば，本当は吐き気がするほど嫌いな人なのに表面的には愛想よく付き合いを続けなければならないオトナの事情は常識的に誰もが知っています。

　このときに，本音ではイヤなくせに愛想笑いをする自分には耐えられない，嫌悪感を抱いてしまう，自分はもっと純粋でありたい……などと考えるのはあまり賢明な発想とは思えません。

　というのも，人間の観念・思考というのは，時として，おぞましく自らの意に反するような内容も含めて行き交うのは自然なことですらあるからです。

それを，そんな醜いことを考えるべきではない，人は常に純粋無垢でなければならない，などという非現実的な強迫観念にとらわれると，悪循環に陥って空回りするばかりで労力と時間を浪費してしまいます。

そんなエゲツないイメージや自生観念も人間性の事実に基づいた内なる自然現象であって，そのような自分を責める必要などまったくありません。

私たちの目に見えない心の奥底や頭の中に出没する実に様々な観念や思考は，やがて消え去ってゆくものであって，その発生のままに任せておくのが自然で無理がない対応です。そうすれば，不必要な強迫観念にも苦しまずに済むことが多いのです。

この点，ある種の宗教などで，魅力的な女性を目にして自然と湧き上がる欲情について，それを心の中に思うだけで姦淫したのも同様である，などと人間性の自然な生理に反する非現実的な教えを唱えることによって，それを真に受けた純朴な青年たちがどれほど不必要に自らを責め苛んできたことでしょうか。

そんな教義が作成されたのは人間性の内なる事実に基づいた強迫観念の病理や適切な対応について知られていなかった時代です。これも一つの歴史遺産だと考えて，その部分だけを割り切っておくことが賢明な態度ではないでしょうか。必ずしも，教義を全面的に否定するまでのことではないと思われます。

これこそ，あっさり放念しておけばよいのです。ただし，態度や言動のうえでは社会的，道義的に責任ある振る舞いが必要なのは当然であって，言いたい放題，やりたい放題に行動せよ，ということでは決してありません。

上記のような強迫観念に怯える人は実は少なくありません。たとえば，「思考は現実化する」というスローガンで，まずイメージからポジティブにする必要があるなどと，市販の啓発本なんかによく書かれています。

しかし，これも人間性の事実に反しています。おそらくは，思考を描いたうえでその方向に根気よく行動を継続するとき，その目標は達成される確率が高い，というのが実際でしょう。

　梅毒恐怖の人がその不安で梅毒になる率が高くなることは決してありませんし，ガン恐怖の人がその恐怖のせいで必ずガンになるわけでもありません。高齢化社会の現代では二人に一人がガンになる時代である，というのが真相です。

　私ごとながら，今は亡き祖父，父ともに頭髪が薄かったことに加えて，中学時代に前時代的な丸刈りの強要制度があって，筆者はそれを忌み嫌って屋内外を問わずに終日帽子を被っていたので，将来必ず薄くなるぞと周囲から脅され続けた結果，それ以来ずっと髪のことを気に病む暗い中学時代を過ごしました。

　今では誰も信じてくれませんが，脱毛恐怖のあまり高校時代に精神的な不調に陥り，今から考えると，これが精神科医を志す契機にもなったのです。

　そんな筆者が中高年になっても，幸いなことに白髪も脱毛もさほど目立たない状態でいられることは「思考や恐怖がそのまま現実化する」という教えが真っ赤なウソであるという事実の何よりの証拠ではないかと思っています。

　ここで，筆者が言いたいことは，無益で不必要な観念や思考にとらわれないためには，放っておけばよい（そして，そのためにも必要なことに動き，感じていればよい），ということなのです。

　ところで，ネガティブな観念と思考をポジティブな観念や思考によって制御しようとしたのが第二世代までの認知行動療法だったわけです。

　ネガティブな考え・思いがネガティブな感情を生み出すので，その考え・思いをポジティブな方向にコントロールすればよかろうという西洋らしい合理的な発想です。

　しかし，その結果というのは，それほど芳しいものではなく，それど

ころか，思考を思考によって支配しようとすることで余計に思考が混乱するという事態を招いてしまいました。

そして新たに辿り着いた先の一つが，不都合な感情や思考は直接的にその内容を変化させるのではなく，むしろそれらの感情や思考との付き合い方を変化させようというスタンスであり，これが第三世代の認知行動療法だったのです。

つまり，不安を起こす思考を変えようという方略ではなく，不安を不安のまま受け入れるあり方を模索するマインドフルネスその他の第三世代の認知行動療法の考え方だったわけです。

思考を思考で制御しようとする試みが誤っていたことは，この認知行動療法の歴史的な変遷が何よりも雄弁に物語っているのではないでしょうか。

一方，森田はそのことをずっと以前から熟知しており，それを「思想の矛盾」と表現していたのですが，その辺りの詳細については本書の続刊で考察を深める予定でいます。

さて，ここで，J-マインドフルネスの基本的な態度について少し説明を追加しておくと，不安などのネガティブな感情を除去も制御もしない，そして受容しようとする姿勢すら打ち出さないのです。

放っておく，そのままにしておく（同時に動く，感じる）というJ-マインドフルネスのスタンスは，実は結果的には最も受容を促してゆくものだと考えられ［第5章の「執着」タラちゃん参照］，昨今マインドフルネスをベースにした数々の流派が主張するアクセプタンスに至る最短距離であると思われます。

3）過去・未来を放念する

過去と未来についても，いずれも人間のアタマの中にしか存在しない内的体験といえるのですが，これらを良き方向に是正しようと試みたところで，反対に悪循環に陥ってしまうことが大半であることがわかりま

す。

　例えば，イヤな記憶や不愉快な思い出を忘却しようとしたり，先々の心配ごとや懸念材料を頭で考えて払拭しよう，安心しようと試みたところで簡単にできるものではありません。

　それに，一般に期待や希望といった先々での肯定的な状況に夢を託しても，現実にはそれに裏切られる，また別の新たな望みを先につなぐという虚しいことを繰り返してしまいがちです。

　しかし，夢や希望や期待などは，言葉のイメージとしてはとても魅惑的（だからこそ一層危険なのです）ながら，私たちの注意や意識を「今・現在」から未来という虚空へ向けて思いっきり逸らしてしまう大きな副作用を持っていることを文字通りユメユメ忘れてはなりません。

　それにしても，この恐るべき副作用を失念して，古今東西どれだけの人々が，夢とか希望とかいう甘美な言葉の響きに眩惑されて失望を味わってきたことでしょうか。

　夢や希望をひとまず「放念」して，先述の眼前一題（事物，他者，身体）へと「着手」し一体化した刹那や，あるいは事実の４実相の「観照」の中にこそ夢や希望を遥かに上回る格段に上質の充足が見出せるのです。

　そして，未来に横たわっていると俗に信じられている儚(はかな)き夢や淡い希望を捨てたところ，意外にもまったく手元の「今・ここ」でこそ正真正銘の夢や希望と遭遇するのです。

　すなわち，未来という霧の中に紛れている虚偽の夢や希望に欺かれてしまって，今・現在の中にしかと存在する本来の夢や希望を見失わないようにすることが大切だと思われます。

　以上，本章をまとめると，"処遇"のむずかしい内的体験の構成物，すなわち，感情・症状，観念・思考，過去・未来というアンタッチャブルな３項目（６要素）については「放念」して（放って）おくことが最

善策になるわけです。

　同時にX軸の「着手」とY軸の「観照」を充実させることが必要なことを忘れてはなりません。放念しよう，放念しようというZ軸上に留まり続けているのはペケなのです。

　言い換えると，Z軸上の制御をあきらめて，X軸上の「動くこと」とY軸上の「感じること」をあきらめずにトライし続ける，あるいは，Z軸の方向はスゴスゴと見切りをつけ，X軸上とY軸の方向にはチョコチョコと頑張ってみる……これが正解です。

　否定的な感情や悲観的な思考は，直接はどうにもコントロールできないのが事実なので，渋々どうにもならないものとして，いったんはあきらめておいて必要な4つのこと（眼前一題，または具体的な3対象）に着手し，しかるべき事実の4実相を観照してゆく。

　その結果，二次的に肯定的で豊かな感情が湧いてきたり楽観的な発想が思いついたりして，不思議なことに良い記憶が想起されたり，先々のことが楽しみになったりするという逆説的な現象が起きてくるわけです。

　なお，過去において甚大な精神的な打撃を受けて，いわゆる精神的解離やPTSD（心理的外傷後ストレス障害）と診断されるような病態を呈しているような場合や，あるいは違法薬物などの物質依存によって中枢神経系が一定以上のダメージを受けている場合には，最初から放念といっても困難かもしれません。

　それらが疑われる場合には，とりあえず専門家への相談が望ましく，しかるべき治療のうえで改めて「放念」にトライしてみることをお勧めします。

　しかし，幼少期に親から少々厳しい躾を受けた場合や，過去に誰かとの不愉快な関係があるからといって，トラウマとか心的外傷などと称して，不愉快な過去にしがみついたままで，着手も観照も一切しようとせずに自ら状況を停滞させてしまっているケースが実際には少なくありま

せん。

　ともあれ、「放念」は辛く苦しかった過去や、その一方で不安定で心もとない未来のいずれにも翻弄されることなく、"手の施しようのある"「今現在」へと活路を開くものといえるでしょう。

　高い山は裾野も広いといわれます。上述したようにJ-M3軸空間のXY平面上の成分を豊かに拡げることでZ軸上の成分も高くなって、なお一層のこと、「放念」の達成、すなわち「執着」からの脱却がもたらされることになります。

　このJ-マインドフルネスZ軸の「放念」を英語で表現すると、まあいいからちょっと置いておこうという意味で、Just leave it！とするのが適切でしょう。

「放念」のワーク

　ワークなりエクササイズなり、何らかの策を弄することは、基本的に放念の趣旨に反するので、放念のワーク自体が矛盾をはらんでいます。

　ところが、一つだけスリ抜けるイメージ・ワークが発見されたので、以下に紹介します。

1) J-M3軸空間のZ軸を竹かグラスファイバーの素材でできた高いポールに見立てます。そこに懸命にしがみついてポールを駆け登ろうとしている人間がいて、これが放念しようと執着に陥っている自己矛盾の姿です。

2) 次にこの竹のポールにしがみついたまま、えい！という掛け声と一緒に、竹をしならせてX軸の上、またはY軸のいずれかの軸上に舞い降りた姿をイメージしてください。

3) そして，X軸，Y軸，いずれかの軸上で，そこからカーリングのストーンを軸のプラスの方向に投げます．これが着手か観照の開始に相当します．

4) その後はX軸またはY軸上で懸命にスウィープして，着手あるいは観照に専念する，これが結果的に「放念」になる……このイメージです．

以上が放念の唯一のワークですが，とはいえ，なかなか私たちの生来の習性として，よからぬ方向にエネルギーを注いでしまうところがあるので，それを少しだけ制御する（あくまでも）補助手段としてのワークを以下に紹介します．

5) 望ましくない不愉快な観念（思考）にとらわれたときに，ギリシャ語で「思考中止」を意味する「エポケー，エポケー，エポケー，……」と声に出して10回だけ首を左右に振りながら唱える方法です．

念を押しますが，あくまでも放念の本質を踏まえたワークは1)〜4)であり，5)は邪道であるといっても過言ではないことを銘記しておいて下さい．

まとめ

　さて，第2章から第4章まで，J-マインドフルネスの3軸について説明してきましたが，ここでその要点を今一度おさらいしておきましょう。
　第1章で述べたように，本書の骨格は以下の **J-M3軸** の図で表現できます。

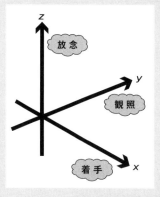

Z……放念：3項目6要素；感情・症状
　　（放っておく）　　　観念・思考
　　　　　　　　　　　　過去・未来

Y……観照：事実の4実相；Ⅰ．順境相
　　（感じる）　　　　　Ⅱ．逆境相
　　　　　　　　　　　　Ⅲ．収斂相
　　　　　　　　　　　　Ⅳ．拡張相

X……着手：0）眼前一題；1）事物整備
　　（動く）　　　　　　2）他者貢献
　　　　　　　　　　　　3）身体養生

1) 形を持つ外部の4つのこと（眼前一題，事物整備，他者貢献，身体養生）への働きかけというJ-M3軸空間のX軸に沿った「着手」（動く）　……Just do it !
2) 現象界に存在する事実の4実相（順境相，逆境相，収斂相，拡張相）を存分にみつめ味わうJ-M3軸空間のY軸に沿った「観照」（感じる）　……Just feel it !
3) 直接扱うと悪循環に陥る，形を持たない3項目6要素の内的体験（感情・症状，観念・思考，過去・未来）はJ-M3軸空間のZ軸に沿った「放念」（放っておく）　……Just leave it !

　これらX，Y，Zの3軸に沿った方針に調和ある態度で臨んでゆきさえすれば，J-マインドフルネスが徐々に習得されてゆくことでしょう。
　かくして，私たち一人ひとりが，それぞれに苦しんでいるストレスや精神的な不調からほどなく脱却できると思われます。
　そして，各自の個性に応じた心豊かで幸福な生きざまを自ずと体現させてゆくであろうことを信じて疑いません。

第5章
タラちゃん

なぜ，マインドフルネスでタラちゃん？

　マインドフルネスなどという，かくも格調高きメンタルヘルスの作法に，なぜ突如としてタラちゃんが，いったい如何なる脈絡から登場するのでしょうか？

　それは，タラちゃんの「タラ」と表記されるいくつかの日本語のフレーズに，マインドフルの対義語であるマインドレスの典型的な心的傾向が象徴的に網羅されているからです。これは実に不思議なことなのですが。

　たとえば，着手しない横着な自分を「ぐうタラ」ちゃんと名づけてみたり，「そのうち気が熟しタラ」男とか，という調子でネーミングすることができます。

　また，欲求不満が目立って観照しない自らの性格特性を「こうだっタラいいなあ」傾向とか「まだまだタラ（足ら）ない」習性などと呼ぶことができるかもしれません。

　取越苦労が目立っていて，過去のことばかり

に執着してしまう悪癖については「タラれば」癖なんて名づけることができるわけです。

　だからといって，なかなかマインドフルな状態に到達できないままで，その対極のマインドレスの状態に停滞しつづける自分に対して「マインドレスだ！」とレッテルを貼って責めてばかりいても，気がくじかれて滅入ってしまうだけです。これでは元気になるはずもありません。

　そこで，ちょっと可愛いタラちゃんにご登場いただいて，マインドレスの着ぐるみを纏ったタラちゃんに自分をちょっと重ね合わせてもらうわけです。

　そうすると，鬱々とした気分はこの「タラれば」ちゃんに支配されてたんだ，そうだったのか，「ぐうタラ」ちゃん毒素に侵されていただけなのかもしれない，とマインドレスに厳しい直面化は避けながらもそのマインドレスな状態を少し受け容れやすくなる可能性がでてくるだろうと思われます。

　さらに，このタラちゃんなる姿に身をやつしたマインドレスの状態や態度をわが内なる一部分として再教育すればよいのだと自らに言い聞かせるのです。

　そうやって，これからはマインドフルに向けた自己変容に向けて，動機づけを高めていけるかもしれません。

　伝統的な言い伝えでも，私たちの心の中には鬼（サタン）と仏（エンジェル）が住んでいるわけですが，少し気の毒ですが，その鬼さんの役をタラちゃんに担ってもらうのです。

　節分のときの赤鬼さんの役目だと言ってお願いすれば，タラちゃんも喜んで引き受けてくれるような気がします。もしかしタラ？渋々かもしれませんが。

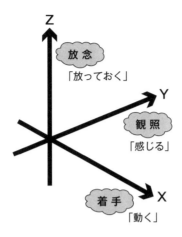

図 5-1　J-M3 軸の図

J-マインドフルと J-マインドレス

　第1章から第5章までで J-マインドフルネスの概要について述べてきましたが，J-マインドフルネスは J-M3 軸空間でその全体像が把握できることは既にある程度までご理解していただけたかと思います。

　以下，表記上での混乱を避けるために，マインドフルに続く接尾辞のネスを適宜省略します。

　今度は，J-マインドフルの対極である J-マインド・レ・スについて，これを J-M3 軸空間では，どう表現するのかを考えてゆきます。

　J-マインドフルは X 軸「動く（着手）」，Y 軸「感じる（観照）」，そしてZ 軸「放っておく（放念）」の3軸からなる3次元空間で表現されていたことを念のため再度ここでおさらいしておきます（図5-1）。

　一方，J-マインド・レ・スも X，Y，Z の3軸上のマイナス方向ベクトルから構成された空間によって，その様態が把握できるのです（図5-2）。

　まず，X 軸上のマイナス方向を，着手しない「横着」と呼ぶことにしましょう。Y 軸のマイナス方向は，観照しない「無頓着」という表

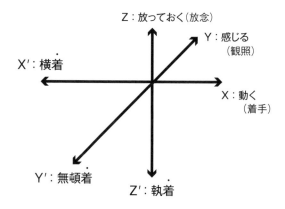

図 5-2　J−M3 軸のマイナス側

現が可能だと思います。そして，Z軸のマイナス方向は，放念しない「執着」と言い表すことができるでしょう。

　3軸のマイナス方向いずれもが，着で韻を踏んでいるところに読者の眼が即座に届いたとすれば，それはなかなかの着眼だといえるでしょう。

　それでは，まずX軸のマイナス方向の「横着」から，その具体的な内容についての説明をしてゆきましょう。

「横着」タラちゃん（図 5-3）

　横着とは文字通り，眼の前にある諸々の行動課題（眼前一題）に向けて「着手」しない態度やあり方を述べたものです。

　さて，ここで眼前一題とは，日常生活の中で私たちの目前にその時々の状況に応じて提示されてくる「今なすべき一つの行動課題」でした。

　具体的には，以下の 1)，2)，3) という目に見えて形あるものに手を加えてゆくことをおさらいしておきます（表 5-1）。

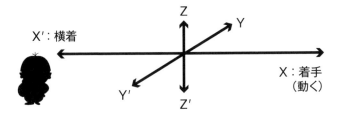

図 5-3　X軸上マイナス方向のタラちゃん

表 5-1　着手の具体的な 3 つの対象

1)	モノ	：持ち物や空間を丁寧に管理してゆく事物整備
2)	ヒト	：周囲の人や社会に役立つことをする他者貢献
3)	カラダ	：形ある身体を適切に陶冶し鍛錬する身体養生

　このような形ある外部存在（事物，他者，身体）への「着手」に動かずにいるありさまを「横着」とするわけです。

　こうした不作為や先送りなど「着手」しない特徴について，イメージとして理解しやすいように，擬態的な描写として以下にまとめました。

　すると，それらは「ちんタラ」「ぐうタラ」「タラタラ」「ほっタラかし」「時期が来タラやろう」「誰かに言われタラ始めりゃいいや」などと表現され，行動回避という傾向の中にこれほど色々な横着「タラ」ちゃんが潜み隠れていたことには仰天するばかりです。

　でも，「着手」しないで「横着」している無為，遅延や代理行為による逃避の場合も含めて，とにかく眼前一題を行動せずにいる（非）行動の特性は「ちんたら」なる表現に集約されると思われます。

　そこで，「着手」しない「横着」タラちゃんの代表選手は「ちんタラちゃん」一人にお任せしましょう。

　しっかり責任感を自覚してもらうために特別に敬意を表して，君づけを献呈して「ちんタラ」ちゃん改め「ちんたら君」と今後は称することにします。

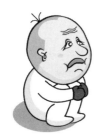

ちんたら君

「ちんたらくん」とよぶと何だか「自堕落」と聞き違えそうですが,「ちんたら君」を追い払える絶好の呪文があるのです。お気づきでしょうか？ すぐに思い浮かばなくても30秒だけでも良いので少しだけ,静かに目を閉じて,ざあっと頭をひねってみましょう。もしも思い出せなければ,解答は第2章に書いてありますので,とっとと！見てください。たとえ気乗りしなくても,渋々嫌々ながらでもぜひ読んでみましょう。

「無頓着」タラちゃん（図5-4）

さて, J-M3軸空間のY軸:「観照」とは, 私たちの内外に存在している様々な「事実の4実相」に目を向け, そして味わってゆく作業や態度のことでした。

その「事実の4実相」とは何かを, ここで簡潔に振り返っておきましょう（表5-2）。

これらの実に尊い事実の4実相を味わう「観照」を怠っているがために, 不満や不安に喘ぎ続けて, せっかくの人生を慢性的な不愉快と不

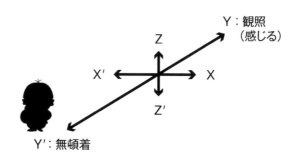

図5-4 Y軸上マイナス方向のタラちゃん

表 5-2　観照すべき事実の 4 実相

| Ⅰ. 順境相：往々にして見逃している日常の中に潜み隠れた幸運な事実の側面
| Ⅱ. 逆境相：一般的には辛く苦しい装いだが人間を磨き向上させる事実の側面
| Ⅲ. 収斂相：過去と未来を遮断して今一瞬の中だけに見出せる尊い事実の側面
| Ⅳ. 拡張相：宇宙規模の巨大スケールの時空間の中に存在している事実の側面

表 5-3　無頓着タラちゃんたち

1) 才能や美貌があっタラ（強欲）
2) 平凡さに飽きタラない（不満）
3) 資産家と比べてみタラ（比較）
4) 僕なんか取るにタラぬ（否認）
5) まったくいタラない僕（卑下）
6) アンタラはクダラン！（非難）
7) アホンダラ！怒るよ！（誹謗）

幸に追い込んでしまっている……これが不必要な苦悩に佇む多くの人たちの実態でした。

そこで，J-M3 軸空間の Y 軸：「観照」のマイナス方向のベクトルで示される状態や態度について「無頓着」と表現することにして，これを擬態的に表現した「タラちゃん」に登場してもらいましょう（表 5-3）。

これは「無頓着」タラちゃんの見事なまでの 7 面相のオン・パレードです。

事実の 4 実相，つまりⅠ. 順境相，Ⅱ. 逆境相，Ⅲ. 収斂相，Ⅳ. 拡張相の各々が観照されていない場合に，「無頓着」タラちゃんが 1）〜 7）のような多彩な顔つきと言い分をもって現れてくるのです。

反対に，「事実の 4 実相」がちゃんと観照されていれば，「タラちゃん」の芽はあっても表舞台には登場してきません。

つまり，タラちゃんは舞台袖には控えていながら，気の毒なのですけ

れども，そのオン・ステージが叶わないことになります。

なぜなら，タラちゃんが登場していないステージの上では，事実の４実相がそれこそ目もくらむような素晴らしい舞台を展開していて，その舞台をフロアから鑑賞（≒観照）している聴衆たちは充足と愉悦に酔い尽くしており，タラちゃんの存在なんて全く意に介されていないことになるからです。タラちゃん，出る幕なしです。

逆に言えば，これらの「無頓着タラちゃん７面相」がオモテ舞台に出ている間というのは，事実の４実相の観照が不十分であるということになるわけです。

それにしても，上記（表5-3：無頓着タラちゃん）の1）強欲と2）不満は欲求不満であり，3）比較，4）否認，5）卑下は自己否定として要約され，6）非難と7）誹謗は怒りと括ることができると思われます。

ところで，よく考えてみるに，この欲求不満，自己否定，そして怒り，という３つの要因は，私たち日本人が物質的な条件や環境には相当恵まれていながらも，日常的にはそれほど幸福感を味わえていない典型的な慢性不幸を作っている構成因子だとはいえないでしょうか。

そこで，「無頓着」タラちゃんに適切な更生と再教育を施すためには，これらのタラちゃん７面相（３つの要因）が登場してきたときに，「あっ，タラちゃん７面相さん，そこにいらっしゃったんですね，私はもうタラちゃんに従って不幸の奴隷にはなりませんからね」と冷静に言い渡してあげればよいのです。

そして，静かに再度「事実の４実相」の観照に赴くようにすれば，日頃から欲求不満，自己否定，怒りという３つの要因によってことごとく遮られてきていた，あたりまえの中のささやかな幸せを感じる道に至ることができるはずです。

その意味では，このような形でタラちゃんが暗躍してくれるのであれば，ただ見れば悪魔のようなタラちゃんも真の姿は私たちを幸福へと道

案内してくれる天使なのかもしれません。

　そう考えると，タラちゃんはトリックスターともいえるでしょう。やっぱり，タラちゃんは日本の愛すべき古典的人気アイドルだったに違いありません。

　ところで，余計なお世話ながら，タラちゃんたら，どうして齢を重ねないのでしょうか？　誰かに恋心を抱くような機会もないんでしょうか？　気の毒なタラちゃん……。

　そんなお節介な発言に対して，マインドレス・タラちゃんなら，あの甲高い声で不満タラタラのまま，こんなふうに返答してくれるかもしれません。

　「僕が恋なんかしタラ，ふしダラな女タラしだなんて言われちゃっタラどうするでしゅ？　そして，ふられタラ，どうするんでしゅ？！」

　こりゃ，タラちゃんがタラちゃん自身に憑依された一種の自己免疫疾患類似の状態かもしれません。処方せんとしてのアドバイスはおそらくこうなります。

　「そんな心配はほっタラかしにしときなさいよ。命短し，恋せよタラちゃん！　舌っタラずのままでいいから，すぐに告白しタラどう？！」

　やはり，この場合でも，放念と着手が大切になってくることをご理解いただけたら幸いです。

　タラちゃんのせいでかなり話が脱線しましたが，話を戻しましょう。

　結局，この「観照」不足による「無頓着」タラちゃんは，上記のように欲求不満，自己否定，そして怒りの3要因に集約されるのですが，この3要因を再考してみれば，「足らない」という意識が共通項であると判明します。

　すなわち，欲求不満とは文字通りそのまま充足意識が足らないわけで，自己否定というのは自分自身の肯定的側面への認識度が足らないのだと考えられます。

　また自己を許容する度量や他者への寛容さが不足しているがゆえに

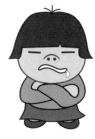

タラねえちゃん

私たちは怒りの炎に包まれてしまうのでしょう。

　要するに，この観照しない「無頓着」の"病理"は「足らない」という一言で足りるわけです。

　そこで，この「無頓着」を象徴するタラちゃんは，「足らねえ」「足らねえ」とおぞましい声でうめき続けるイメージを喚起すべく，ここで改めて「タラねえちゃん」と命名したいと思います。

「執着」タラちゃん（図 5-5）

　J-M3軸空間のZ軸：「放念」のマイナス方向とは，シンプルに「執着」といえるものです。

　放念とは，第4章で説明したように，私たち心の中で起きている様々な目に見えない内的体験である3項目6要素（感情・症状，観念・思考，過去・未来）をどうにかしようとせずに，そのまま放っておく態度のことでした。

　そうしないで，これらのことをコントロールしようとしたり，忘れようとしたり，逃げようとすることも，あるいは受け入れようとすることさえも含めて，これらはすべて「執着」となってしまうのです。

　この受け入れようという態度は，結果としてそうなるのはOKなのですが，自ら進んで懸命に受容してやるぞ，と意気込んで身構える受容スタンスというのは，実は好ましくないのです。

　つまり，受容するぞ，受容するぞ，なんていってると逆に受容できなくなってしまう「執着」のワナがそこに仕掛けられているのです。恐るべし「執着」！！

　「受容」という賢そうな言葉の裏には，「執着しないことへの執着」

第5章　タラちゃん　71

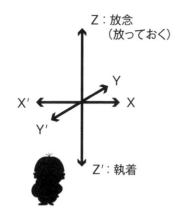
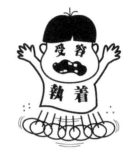

図5-5　Z軸上マイナス方向のタラちゃん　　　受容の顔をした執着

という落とし穴があるわけです。そこで，執着するのでもなく，執着しないことでもないという第三の選択肢として，以下のプロセスが提示されることになります。

　結果的に受容するためには，受容しようとする意図もそのまま放っておいて（放念），そして間髪入れずに，なすべき眼前一題に動く（着手）なり，事実の4実相を感じる（観照）というように，Z軸からX軸またはY軸への軸変換をしたうえで，X軸またはY軸の上で思いっきり尽力すればよいのです。

　かくして，内的体験の3項目6要素（感情・症状，観念・思考，過去・未来）は本当の意味で「放念」できることになって，これが世にいう正真正銘の受容，すなわち執着からの脱却なのです。

　以上に述べたように，執着というのは，相当したたかな相手で油断も隙もあったものではありません。

　要するに，このJ-M3軸空間のZ軸上の，放念と執着という上下の移動だけでは，カタがつかないということなのです。

　Z軸上だけの，その先端ばかりを眺めて執着しながら放念するぞ，放

念するぞとどれほどもがいてみても無駄な抵抗にしかなりません。そこで，もがけばもがく（放念に尽力する）ほど，Z軸上の下方向の執着へと向かってイヤイヤしながら下降の一途を辿る残念な結果に終わります。

さて，私たちが直接コントロールすることができない上記の内的体験である3項目6要素（感情・症状，観念・思考，過去・未来）について，そうとは知らずに，何とかして除去しよう，打ち克ってやろう，忘れよう，などととらわれ続けてしまっている気の毒な様態が「執着」でした。

この様態をタラちゃんに従って実例で擬態表現してみると，表5-4のような実例が挙げられます。

このほかにも，もっと勇気とやる気があっタラなあ，あの美女と恋人になれタラ幸せだ，過去世の因縁さえ断ち切れタラ，死後に極楽浄土に行けなかっタラどうしよう？……など，前世・来世にわたって，天国と地獄も分け隔てなく，あまた存在しています。

この放念すべき内的体験とは，繰り返しますが，感情・症状，観念・思考，過去・未来という3項目6要素でした。このうち，感情・症状，観念・思考という最初の2項目4要素への執着（放念しないこと）は，以下のように要約できることがわかります。

つまり，それは「こうだっタラいいなあ」と「こうでなかっタラいいなあ」のいずれも現状と異なる別の状態・境遇への変化（何かが獲得ま

表5-4　「執着」タラちゃんたち

この不安さえなかっタラ（不快な感情を克服しようとする執着）
頭痛さえ消えてくれタラ（つらい症状を除去しようとする執着）
瞑想して悟りを開けタラ（自己を直ぐ変化させようとする執着）
夫がもっと優しかっタラ（他者を直ぐ変化させたいという執着）
あの不運さえなかっタラ（後悔：過去を忘れ去ろうとする執着）
しくじっタラどうしよう（心配：未来を安心したいという執着）

たは除去されること）への志向性だというこ
とです。

　すると，内的体験のうち最初の2項目4要素（感情・症状と観念・思考）への執着は，「自らの精神的・身体的・社会的な状態や境遇のうちで，今ないプラスの条件または今あるマイナスの条件についてそれらをすぐに変えたいという渇望特性」ともいえます。

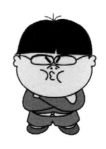

タラなあちゃん

　上記のプロセスは，タラちゃんに導かれての帰結なのですが，そこから逆に辿ってみると，感情・症状と観念・思考について放念しない執着タラちゃんというのは，以下の2種に集約できそうです。

　その2種とは「こうだっタラなあ・ちゃん」と「こうでなかっタラなあ・ちゃん」になるのですが，さらにこの2種の字面をよく観察すると，現状とは別の境遇を渇望する「タラなあちゃん」に統合されます。

　この「タラなあちゃん」の渇望特性は別表現では現況否認ともいえるでしょう。

　ところが，この「タラなあちゃん」，比較するまでもなく「観照」しない無頓着の象徴の「タラねえちゃん」とは，たった一文字違いで表記上でも発音上でもソックリさんです。

　ここで少しおさらいしておくと，不足の病理：「無頓着」を象徴しているのが「タラねえちゃん」でした。その一方，現況を否認する何がしかへの渇望の病理：「執着」を擬人化したのが「タラなあちゃん」であるといえるでしょう。

　でも，この無頓着と執着の比較のウラでタラちゃんの介在によって，「不足」と「渇望」の対比が浮き彫りにされているのがわかります。

　これは，従来の森田療法理論の骨格の一つである「不安」と「欲望」の表裏一体説にもどこか類似しているようで興味深いところです。

そう考えると，タラちゃんもやはり日本人でJ-マインドフルネスと同様に，森田の落とし子，いや，もしかすると"隠し子"なのかもしれません。

またもや話が横道に少し逸れて（そこそこ有意義な道草ですが）しまっていたので，流れを元に戻しましょう。

さて，放念すべき内的体験3項目6要素のうちの，最後の1項目とは過去・未来の2要素だったことを思い起こしましょう。

このうち，後悔は上の例文の「あの失敗さえなかっタラ」のように表現されて，名づけて「シッパイ・タラチャン」，これは過去への執着を象徴したタラちゃんです。

その反対に，「しくじっタラどうしよう……」のように表現される先々への心配，憂慮や取越苦労などは，未来への執着といえるのですが，心配ばかりする癖から「シンパイ・タラチャン」とネーミングするのがピッタリです。

この過去と未来という時間軸上の前後2方向への執着は，いずれも今・現在がそっちのけにされ，否定されていることがわかります。

結局，過去と未来への執着は，「シッパイ・タラチャン」&「シンパイ・タラチャン」の互いにカタカナ表記上で瓜二つのペアに象徴され，現在否定が共通項であるといえましょう。

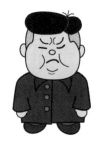 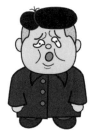

シッパイ・タラチャン ＆ シンパイ・タラチャン

以上を，ここで小総括しておくと，J−M3軸空間のZ軸の上にある「放念」の逆のベクトルを持つのが「執着」でした。

　何に対しての「執着」かといえば，本来人間には直接コントロールすることが不可能な内的体験の3項目6要素（感情・症状，観念・思考，過去・未来）に対するものでした。

　この執着をタラちゃんで擬人表現し離合集散の末に最後まで勝ち残ったのは現況否認の「タラなあちゃん」と現在否定ペアの「シッパイ・タラチャン」＆「シンパイ・タラチャン」です。

　執着（しゅうちゃく）が辿り着いた果ての終着（しゅうちゃく）駅のプラットホームの上では，この3人のタラちゃんが立って出迎えてくれたことになるわけです。

　でも，3人のタラちゃん，残念ながら，その誰にも笑顔はなく，まだまだ執着しているようでした。執着とはおそろしいものです。放念しかありません。

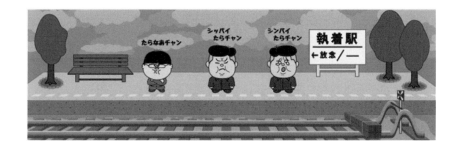

まとめ

　J-マインドレスを象徴している,「タラちゃん」は厳しい"生存競争"の末,現在のところ,5人が"棲息"しています。事実誤認ではなく,事実5人なのですが,彼/彼女たちを,ここで整理しておきましょう。

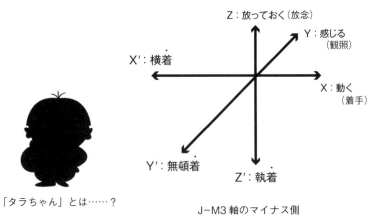

「タラちゃん」とは……?　　　　J-M3軸のマイナス側

　最初に,J-M3軸空間のX軸上の「着手」のマイナス方向である,動かない「横着」を表現しているのが「ちんたら君」です。
　二人めが,Y軸上の「観照」のマイナスの方向で事実の4実相を感じてない「無頓着」を象徴していて,不足の病理を表す「タラねえちゃん」です。
　そして,Z軸上の「放念」のマイナス方向にある「執着」のシンボルになっているのが,現状否認の「タラなあちゃん」および,現在否定ペアの「シッパイ・タラチャン」&「シンパイ・タラチャン」でした。
　このように,J-マインドフルの全体像を示したのがJ-M3軸空間であるのに対して,J-マインドレスを象徴的に表現したのが5人の「タラちゃん」であることがおわかりいただけたかと思います。

「タラちゃん」という仲介役を通して，J-マインドフルを逆方向から立体的に総復習することができました。

今後は，これら5人の「タラちゃん」を有効に活用して，J-マインドレスというものを意識の片隅に留めておいて，ときどきは出没してくるであろう「タラちゃん」に翻弄されたり洗脳されたりすることなきよう上手に飼い馴らしながら，本来のJ-マインドフルの方向に精進したいものです。

ここで，もしある人が「タラちゃんだと？　くだらねえぜ！　真剣さが足りねえよ。もっとマジにやったらどうなんだ？　再び現れたら承知しねえからな……」と毒づいた後，しばらくして「あそこまでは言わなきゃよかった……バチが当たったらどうしよう？　もっと寛容になれたらいいんだが。俺，いくつになったらオトナになるんだろう？」なんてボヤキながら溜め息と頬杖をついていたとしましょう。

さて，この人は，下に描いた5人のタラちゃんのうち，果たして何人の餌食になってしまっているでしょうか？　ちょっと考えてみてください。

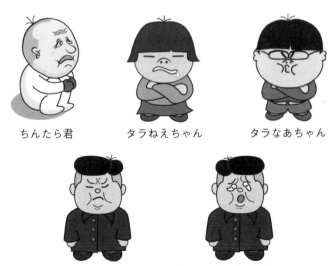

ちんたら君　　タラねえちゃん　　タラなあちゃん

シッパイ・タラチャン ＆ シンパイ・タラチャン

タラちゃんは忘れようとしてもダメ，三日三晩考え尽くしても無駄で受け入れようとする試みも不可能です。受け入れるなんて，タラちゃんを養子になんか迎えタラ大変です。永遠の稚児なので育児地獄必至です。

　タラちゃんの適切な扱い方は，5人のうち誰が取り憑いているのかをある程度認識したうえでX軸，Y軸，Z軸の3軸上のプラス方向のベクトルに沿って「動く」「感じる」「放っておく」で良いのです。

第6章
心身の健康に役立つ7つの手技

　第2章で触れたように，着手すべき具体的な3つの対象のうちの1つに自らの身体をあげました。この身体を「養生」するために自分ひとりで実施できる7つの手技を本章でまとめて紹介します。

　以下に説明する7つの手法は，いずれも副作用がほとんどなく，お金がかからず経済的で，自前で簡易に実践できるものばかりです。

　さらに，それらの効果は，実施直後に素早く実感できる華々しいものがある一方，中長期的な経過の中で不調や病状が軽減し減衰するような，派手でなく地味な現れ方（隠れ方）をするものもあります。

　これらの7つの手技の実践意義や効能発現の大まかな機序としては，以下のようなものが考えられます。

①J-M3軸の図（第2〜4章）の理解・実践・体得のための基盤整備
②ストレス耐性の高い心身のベースの構築（病状の軽減と再燃予防）
③一時的な病状悪化の際の応急対処法の所持（緊急時頓服薬の代行）
④一技法の習得と習慣化によって他技法を実践させる動機づけ向上
⑤自らの状態制御で自己効力感の増進（身体への能動的関与の自覚）

クンバハカ法

　ヨガの教えに学んだ中村天風が簡便に技法化したもので，この上なくシンプルな方法ですが，心身のストレスへの耐性の向上に知らず知らず効果を発揮することでしょう。
　まず，ゆっくりと1つ息を吸って吸い終わった瞬間に下記の①②③を順にやってみて下さい。
　今度は，息をゆっくり吐いてみて，吐き終わった瞬間に①②③を順にやってみましょう。この①②③を何度かやるだけですが飽きっぽい人は2〜3回，のんびりやるだけでもOKです。
　最初は，ぎこちなく違和感を覚えながらやるのは当然で，続けているうちに必ず慣れてしまいます。

　①肛門をキュッと締める
　②両肩の力をスッと抜く
　③ヘソの下をクッと力む

　しばらく時間が経過してから，また思い出したときに①②③を2回，3回とやればよいのです。これを習慣化するだけのシンプルな内容です。
　上記の①②③は，いずれも一瞬の0.5秒〜1秒くらいで①②③を全部やっても合計わずか1秒半〜3秒程度にしかならないので，いそがしいから実行できない，というのは言い訳にはなりません。

　覚えやすいように「キュッ，スッ，クッ」を略してキュスク，このクンバハカ法のことをJRの売店名キヨスクをもじって，「キヨスク法」と筆者は呼んでいます。
　ぜひ，気軽にコツコツと根気よく使ってみましょう。いずれにせよ，

> **クンバハカ法**
>
> ① 肛門を<u>キュッ</u>としめる
> ② 両肩の力を<u>スッ</u>と抜く
> ③ ヘソの下を<u>クッ</u>と力む
>
> 思い出すたびに「キュッ・スッ・クッ」

図6-1　クンバハカ法

排便と放屁のとき以外は，いつも肛門はきっちり閉まっている。そして，肩に力が入らず下がっていて，ヘソの下（臍下丹田）には力が込められている……東洋医学的にみれば，この状態こそが人間の身体を「気」のエネルギーで満たし，私たちに心身の落ち着きをもたらしてくれるといわれています。

最低限，ことあるごとに肛門を意識的にキュッと締めるクセをつけるだけでもよい，と中村天風は述べています。

不意に何らかのストレスが加わったときなどに，それに対処できる心身の「器」が備わってゆく，とされています。

2分間・深呼吸

一般に，精神的に不安定なときや身体に危機が迫ったときには，呼吸は浅くて速くなっているのが通常です。

これは自律神経系のうち主に緊張場面を司る交感神経が優位の状態，動物でいえば敵と戦い身を守る闘争＆逃走 fight and flight モードに入っているからです。

一方，私たちの心身が穏やかなときは，呼吸が深く緩徐になっています。これは自律神経系のうち"ゆったり"モードを司る副交感神経

> **2分間・深呼吸**
>
> ① 鼻から3秒かけて大きく息を吸う
> ② 2秒間だけ息を溜める(止める)
> ③ 口を細めて腹から空気を吐き出す
>   ように10秒かけてゆっくり吐く
>
> ①〜③を8回繰り返す(約2分)

図6-2 2分間・深呼吸

が優位の状態です。

　元来,交感神経と副交感神経からなる自律神経系というものは,人間が意志の力によって直接的に制御するのは残念ながら不可能なのです。

　しかしながら,身体的な呼吸という動きを経由すれば,間接的に自律神経系をコントロールすることが可能になります。

　つまり,私たちが意図的にリラックス状態を作るには,副交感神経優位になるように呼吸状態をコントロールすればよいわけです。

　小むずかしい理論や技法は抜きにして,最もシンプルで誰にでもやれるような2分間で1セットの呼吸法を以下のように簡略化してみましたので,日常の合間にヒマをみつけては何度でも実践してみましょう。

　手順は簡単ですが,呼吸という一つの手技ですので,リンゴの皮むきと同様にやればやるほど腕前が上達します。

　まず,約3秒で鼻から大きく息を吸います。その前段階であらかじめ息を吐き切っておけば大きく吸えるでしょう。

　次に2秒の間だけ息を止めて吸ったその空気をお腹に(イメージで)落とします。

　最後に,口を少々すぼませる(風船をふくらませるような)感じで,お腹からゆっくり約10秒かけて息を吐き切ります。

　以上の吸う・止める・吐くの3つの工程を合計すると,3 + 2 + 10 =

スキン・ケア

① 続けられるように冷たすぎず苦しくなく
② 水で濡らしたボディブラシで全身を摩擦
③ 温水と冷水のシャワーの交互浴でもよい

図 6-3　スキン・ケアで心身の鍛錬

15秒となりますが，これを8回繰り返すと15秒×8＝120秒で計2分間になります。

キッチリ正確な秒数を測らなくても結構ですから，だいたい自分のペースで目を閉じて1セット約2分間の目安で行います。

スキン・ケアで心身の鍛錬

柄のついた健康ブラシの部分を水に浸して，胸腹部と背部の体幹と上下肢の皮膚が少し赤みを帯びる程度に，トータルで1～2分間ほどブラッシングする冷水摩擦法です。

昔から，日本の伝統的な健康法として乾布摩擦が知られていますが，もう少し積極的に皮膚の体温調整機能を制御できるよう冷水で鍛錬する方法です。

といっても，水を大量に浴びるわけでなく，ブラシの部分の冷水は少量なので温浴で身体を温めた後なら気持ちが良いくらいです。

アトピー皮膚炎など皮膚が過敏でデリケートな傾向のある人は，皮膚を擦過するのは禁忌なので，入浴時に温水とちょっとだけ冷たい水

を交互に（5秒ずつを3～5回ずつ程度）シャワー浴をすると，これだけで冷水摩擦に匹敵する効果があると思います。

　このとき，継続するのが嫌にならない程度に水温の加減をそこそこにしておいて，とにかく無理をしないことがポイントです。最初は腰から下だけでもOKです。

　この養生法で生来虚弱体質だったり持病を抱えていた人が一転壮健になったり，気管支喘息を完全克服した事例も少なくありません。

　筆者も健康タワシで冷水摩擦を朝方（ときには夜）に励行するようになって以来，ここ数年ほどは春先の花粉症による一時的な鼻炎を除いてはほとんど風邪症状に苦しんだ経験がありません。

　そのような心身の効果それ自体もさることながら，毎日身体に良い「養生」の実践を自ら継続しているという意識が小さな自信と充実感をもたらす効用も貴重です。

　つまり，このスキン・ブラッシングによる身体的な体質の改善効果では以下のことも教えられるので記しておくことにします。

　すなわち，何であれ日々の小さな実践の継続が短期間での正比例的な効果をもたらすことは滅多にないように思います。

　それでも，例によって「とっとと，ちょっと，ざあっと，とつとつと」継続さえしていれば，やがて自己の中核部分から見ればいくぶん外的存在としての身体の上に生じる「変化」というもの，これを文字通り"体"感できるという大きな意義を持っている，ということです。

　そして，この小さな達成感が，他の6つのツールを継続させる大きな足掛かりにもなり得ることを忘れてはなりません。

経絡の刺激：ツメもみ・タッピング

　東洋医学に由来する経絡を刺激する手法で，いわゆる"気"の流れを改善して心身の治療効果の促進を図るものなのですが，具体的な手技と

第6章 心身の健康に役立つ7つの手技 85

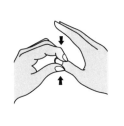

ツメもみ

① 手の指の爪の付け根を反対の親指と人差し指で挟むように10回ずつ，やや痛い位にもむ
② 定期的に朝晩に2回実践する
③ 急激な心身の不調への対処法として役立つことがあるかも

図 6-4a　ツメもみ

して「ツメもみ」と「タッピング」を紹介したいと思います。

　ここでいうツメもみは，内科医の福田稔によって開発され普及している民間療法の一種ともいえるもので，近年わが国では比較的よく知られています。

　誰でも自分一人で気軽に実践できて，手間も費用もかからず，当然ながら厄介な副作用もないので，使ってみる価値があると思います。

　ただ，マッサージでも鍼・灸でもやり過ぎは好ましくないのと同様，ツメもみも1日に3，4回程度に留めておくのが無難とされています。

　おそらく，更年期障害など身体症状絡みの様々な自律神経症状などに地味に目立たぬ効果を発揮すると思われます。

　覚えやすく実践しやすくするために簡略化して説明すると，左右10本の手指の爪の脇をちょっと痛い程度に各々10回ずつ，そして小指の脇は20回もみます。これを1日3，4回やるだけですが，色々な不調や症状の軽減や発現予防にそれなりの効果を発揮することがあります。

　なお，この福田らの「ツメもみ」に関する技法に関しては大いに利用する価値がありますが，福田の共著者の安保が他書で唱えているガンの転移に関する記載は科学的事実に反する誤った理屈ですので，この説は信じてはなりません。

　それと，薬の服用をすべて悪とする福田の意見にも筆者は賛成しかね

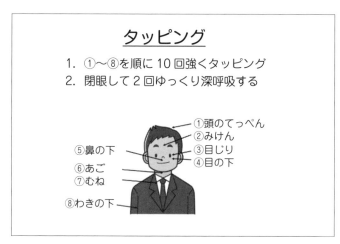

図 6-4b　タッピング

るので，とりあえず「ツメもみ」だけを限定的に採用することをお勧めします。

　一方，タッピングとは，一般的に EFT（Emotional Freedom Technique）［参照：http://www.eft-japan.com/］という名で知られている技法です。
　この技法も改善のメカニズムを科学的な西洋医学から説明するのは困難ですが，ツメもみと同様に手軽に単独で実践できて副作用が全くないといってよいのがメリットです。
　もちろん他の技法との併用も可能なのでお勧めのテクニックです。
　図 6-4b のように，①から⑧までを人差し指と中指の二本の指を揃えて少し強めに 5 ～ 10 回ずつ順にタッピングして，その後に深呼吸するのを 2，3 回繰り返すだけです。
　ツメもみもタッピングも，単独で様々な病態を改善するのは困難かもしれませんが，他の技法と一緒に使ってみると効果が部分的に促進される可能性は大いにあると思われます。

第6章 心身の健康に役立つ7つの手技　87

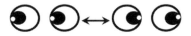

> **メンキョロ法**
> 不安や緊張の増強時に散逸〜鎮静の効果
> 寝る前の3〜5セット実践で悪夢が軽減
>
> ① 両目を左右をリズミカルに16往復
> 　（一緒に首が動かないように）
> ② 好きな景色（イメージ）をアタマに
> 　思い描きながら2回深呼吸する
> ①と②を3〜5セット繰り返す

図6-5　メンキョロ法

5　メンキョロ法（悪夢の軽減とストレスの散逸に）

　EMDR（Eye Movement Desensitization and Reprocessing：眼球運動による脱感作と再処理）とは，米国のフランシン・シャピロによって開発された全く独自の心理療法で主に心的外傷を負った事例に大きな治療成果を上げています。

　この治療法を受けたケースには，トラウマに頻回に合併する悪夢が改善することが多いことが知られていました。

　筆者がそこに着眼して，1セッション1時間以上も要する標準的で本格的なEMDRの治療を簡略化して，自力で簡素に実施できるよう工夫したもので，目をキョロキョロと動かすのでユーモラスに「メンキョロ」法と独自に名づけたものです。

　図6-5のように，目をリズミカルに左右に16往復（8往復ではない）させます。スピードは秒速1往復で十分ですが，最初は少々ゆっくりでも結構です。

　ただ，多少スローでもリズミカルに動かすことを心がけてください。

ある箇所で眼球の動きが硬直している人が時々います。その場合は，最初は誰かに指を動かしてもらって誘導してもらうのがよいでしょう。ただ，自分の指を動かしながらやるのはペケです。

　ここで，妙な過去の体験が関連しているかも，などと想像力を悪用することは禁物です。単なる眼の筋肉の鍛錬，つまり，目の筋トレ程度に考えて下さい。

　16往復した，その直後には目を閉じて，好きな景色やイメージを想起しながら2回ゆっくりと深呼吸します。この時の深呼吸は前に述べた（3, 2, 10）秒の呼吸法にこだわる必要はありません。

　以上のように，眼球の左右16往復と深呼吸という主に2つの手順から構成されており，これを3〜5セット就寝前に実践すると筆者の約20年近くにわたる臨床経験では70〜80％の確率で悪夢を観なくなります。

　もし，悪夢を観たときにも，そのときにメンキョロを即座に行えば，不思議とその"続編"を観なくてすむようです。これは筆者の個人的体験でもその効果を実感しています。

　また，不愉快な記憶に襲われて不安や憂うつさが一時的に増強したときにも，あたかも迎撃ミサイルのように使うこともできて，ちょっとした頓服薬に代わるものとして大変重宝できるものです。

　ここで補足すると，悪夢については，奏功の可能性はかなり高いのですが，多くの場合，患者からの改善の報告は「効きました！」などと華々しいものではありません。

　診療の面談の中で，ついでのように悪夢について尋ねてみると「そういえば，最近観なくなっているのを忘れてました」のようにシケた印象で，比較的多くの患者が，ふたたび悪夢に苛まれてはメンキョロの恩恵と実践を失念していたりします。その場合は，また再度実践すればよいのです。

　一般に多くの病状改善の実態とは，得てしてこんなものなのかもしれ

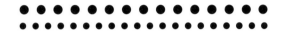

図6-6　FFT焦点固定訓練

ません。

　ただ，これはEMDRに由来を持ちながら正式にはEMDRではありません。眼球の左右往復も16回と少ないため，EMDRの副作用なども出現しにくいのですが，筆者の経験では約10人弱に一人程度の割合で眼球運動の直後に軽いめまいや不快気分が現れることがありますので，その場合はメンキョロ法とは残念ながら縁がなかったとご放念下さい。

　でも，眼球が左右に動いていることをイメージしながらリズミカルに左右の膝をタッピングすることでメンキョロ法に準じた効果を上げることも可能です。

FFT（Focus Fix Training：焦点固定訓練）

　SSTならぬFFTと筆者が独自に命名した技法ですが，これはある速読法の基本訓練として用いられるものです。

　両眼を目一杯大きく見開いたままで涙も拭くことなく集中して，ある1点を凝視し続ける，最初は3〜5分間から練習し始めて，慣れてくれば1回に20分，30分間と続けられる方法です。

　筆者もこの訓練を実践して日常では体験しない集中力が亢進したよ

うな状態になることがあります。でも，訓練直後1～2分もしないうちに通常の精神状態に戻れて生活にまったく支障がないどころか，診察の短時間の合間にも用いることができるので，逆に精神的な疲労の回復に役立ちうるものです。

　ましてや，強烈なイメージや幻覚などが生じることはなく被暗示性の高まったトランス状態といったものでも病的な意識変容状態でもないので，禅瞑想で戒めている「魔境」に相当するものではないと考えられます。

　ただ，20分ほど経過したときには相当に心地良くその状態に留まっていたいような精神状態が到来することがありますが，その状態は非常に揺らぎやすいもので，ずっと続くことはありません。

　また，最初のうちだけは少し目に痛みを感じるのと，集中するために流れ落ちる涙を拭かずそのままにしているのはちょっと辛いかもしれません。はじめのうちは，少しのまばたきは構わないと思います。

　でも，もしかすると，これはかなりシンプルかつブリーフな形でマインドフルに入れる画期的な技法ではないかと筆者は推測しています。

"マイルドフル"・ウォーキング（"Mildful" Walking）

　本来のマインドフルネスにあるマインドフル・ウォーキング Mindful Walking ではなくて，"マイルドフル"に歩くという課題：Mildful Walking です。

　ちなみに，mildful という英単語は存在せず造語なのですが，穏やかさ mild が ful 十全に発揮された心身の状態で歩くというほどの意味です。

　筆者が通常勤務しているクリニックは，札幌の中心街の地下鉄大通駅に直結しており地下歩行空間につながっていて大通り界隈から北は札幌駅一帯まで，南は歓楽街の「すすきの」までと広大な地下道網が張り

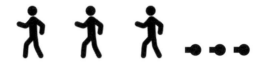

図6-7　マイルドフル・ウォーキング

巡らされているために，平均で週3回ほど昼休みに約30〜40分程度ウォーキングしています。

そして，その際に注意しているのは，いわゆる有酸素運動になるように，脈拍が1分間で煩悩の数である108前後になるように意識しながら歩くということです。

その理由は1分間で108なら5秒で9回になるので，測定しやすいからです。

たしか，以前に友人から聞いた情報で脈拍が110前後で行う運動が脂肪燃焼効率を最も良くするということだったのですが，過日にTVのある健康情報番組でも脈拍数を110にして運動するのが心臓病の予防によいとの専門医のコメントがあり"ガッテン"したところです。

それに，何よりも自分自身が体験的に脈拍が5秒で9回，つまり1分で煩悩の数108回だけ打つような心拍数のペースで歩くと，少し息が弾んで軽く汗ばむ程度になって気分が快適なのです。

それが，心身共に穏やかさが目一杯という状態で歩行することをマイルドフル・ウォーキングとネーミングした所以です。

筆者は，この地下歩行空間でのウォーキングを数年前に実践し始めてから，持病であった異型狭心症の発作の出現頻度が激減しています。

それと，多忙さが重なって数日以上もウォーキングを怠る日が続いてしまうと，軽度の発作の前兆が現れることにもある時期に気づくようになりました。この兆候からもウォーキングの効果をいっそう思い知らされる結果になっています。

　一般に異型狭心症の発作は，心臓の冠状動脈の動脈硬化による狭窄というよりも，動脈が一時的に痙攣様に収縮することによって生ずるもので，筆者の場合，運動時には一度も発作の経験がなく，眠っている早朝時や静かな音楽を聴いているときなどリラックスしているような状態で出現するのが常でした。

　たぶん，副交感神経系が優位なときに発作が現れること自体，異型狭心症の病態生理には自律神経系の作用が複雑に関与しているものと思われます。

　ここから推測するに，うつ病の発病と回復などの病状経過におそらく自律神経系の働きが微妙かつ複雑に関与しているものとすれば，マイルドなウォーキングが回復促進や再発予防に何らかの有効性を持つ可能性は十分あるのではないでしょうか。

　アフリカのタンザニアに現存する狩猟採集民族であるハッザ族にはうつ病が皆無らしいのですが，彼らの1日当たりの平均歩行距離は30kmにも達するそうです。

　その日単位で生きるという彼らのライフ・スタイルとの関連も大きく影響しているとは思われますが，現代日本人のうつ病の罹患率の高さと運動不足の関連を裏書きするデータと類推できるかもしれません。

　なお，毎日コンスタントでなくても，数日単位でみて平均1日8000歩，そのうち速歩き20分のウォーキングで生活習慣病の予防効果があるという研究結果もあるので，参考にしていただければと思います。

　ウォーキングにしても，上記のように脈拍が5秒間で10回に達しない程度の穏和な身体負荷に留めおく，無理なく継続可能な"マイルドフル"が大切です。

ここでは，Mindful をもじって Mildful などと茶化しているようですが，実は単なる駄洒落に留まるものではありません。

　形を持っていて目に見える外的対象（ここでは身体）に対して"Mild"に手を施して（着手して）ゆく J-マインドフルの戦略，これは形を持っておらず目に見えぬ Mind という内的側面をフルにしてゆくという通常のマインドフルネスの作戦よりも，理解と実践が容易で実際的ではないだろうか，という本書で展開してきた本質的な主張にも連なることを強調しておきたいと思います。

　そして，徒然草の"外相もし背かざれば，内証必ず熟す"に倣った「外相整いて内相自ずから熟す」（気分や思考などの内面は，ひとまずそのままにしておいて，外面の形・装いや態度・行動を整えてゆけば，結果的に内面は，しかるべき方向へと自然と変貌を遂げてゆくだろう）という森田療法的アプローチで頻繁に用いられる箴言をここに引用して本書の結びとします。

参考文献

第1章

1) Jon Kabat-Zinn: Wherever You Go, There You Are Mindfulness Meditation in Everyday Life. Hyperion, USA, 1994.［ジョン・カバットジン著　田中麻里監訳：マインドフルネスを始めたいあなたへ．星和書店，東京，2012］
2) 越川房子：マインドフルネス認知療法と森田療法—観ることが症状との関係性を変える—．第30回日本森田療法学会シンポジウムⅠ：認知行動療法最前線と森田療法の対話．日本森田療法学会雑誌, 24; 35-38, 2013.
3) 大谷彰：マインドフルネス入門講義．金剛出版，東京，2014.
4) 森俊夫，黒沢幸子ほか：効果的な心理面接のために　サイコセラピーをめぐる対話集．遠見書房，東京，2017.
5) 山田秀世：復職支援（リワーク）を通して描く森田療法の未来像．第30回日本森田療法学会シンポジウムⅢ：森田療法とうつ病治療：社会復帰を超えて．日本森田療法学会雑誌, 24; 72-88, 2013.

第2章

1) 市川浩：精神としての身体．講談社学術文庫，東京，1992.
2) 加地伸行：祖父が語る「こころざしの物語」他者のために生きよ．講談社，東京，2011.
3) やましたひでこ：人生を変える断捨離．ダイヤモンド社，東京，2018.
4) 白取春彦：仏教「超」入門．すばる舎，東京，2004.
5) 林吉夫：うつが晴れるダイアリー．長びく軽い「うつ」に森田療法を活かす．創元社，東京，2008.

第3章

1) 神一行：橘曙覧「たのしみ」の思想．主婦と生活社，東京，1996.
2) 飯田史彦：これでいいのだ　わが道を幸せに生きる方法．PHP研究所，京都／東京，2013.

3) 古東哲明：瞬間を生きる哲学〈今ここに佇む技法〉．筑摩書房，東京，2011．
4) 岡野守也：コスモロジーの心理学　コスモス・セラピーの思想と実践．青土社，東京，2011．
5) 立花隆：宇宙からの帰還．中央公論社，東京，1983．
6) Spencer Johnson: THE PRECIOUS PRESET, Candle Communication Corporation, 1984.［スペンサー・ジョンソン著　門田美鈴訳：人生の贈り物．ダイヤモンド社，東京，1995］

第4章

1) 森田正馬：森田正馬全集 第Ⅱ巻．白揚社，東京，1987．
2) 吉野俊彦：あきらめの哲学―森鴎外．PHP研究所，京都／東京，1988．
3) 芦澤健：日本ブリーフサイコセラピー学会愛媛大会自主企画シンポジウム講演．2017．
4) Gordon Livingston: Too Soon Old, Too Late Smart: Thirty True Things You Need to Know Now. Da Capo Lifelong Books, USA, 2004.［ゴードン・リビングストン著，実川元子訳：あきらめること　あきらめてはいけないこと　人生が変わる30の言葉．文藝春秋，東京，2005］

第5章

1) Thich Nhat Hanh: No Death, No Fear: Comforting Wisdom for Life. Riverhead Books, USA, 2003.［ティク・ナット・ハン著　池田久代訳：死もなく，恐れもなく―生きる智慧としての仏教．春秋社，東京，2011］
2) 山田秀世：認知行動療法としての森田療法 ―「あるがまま」へと導いてくれる我が内なる"タラちゃん"．日本森田療法学会雑誌，22 (1); 31-37, 2011．
3) 宮田敬一編：医療におけるブリーフセラピー．金剛出版，東京，1999．
4) 衣斐哲臣編：心理療法を見直す"介在"療法　対人援助の新しい視点．明石書店，東京，2012．

第6章

1) 中村天風：幸福なる人生．「心身統一法」講演録．PHP研究所，京都／東京，2011．

2) 福田稔監修:「爪もみ」療法 DVDブック. マキノ出版, 東京, 2011.
3) Francine Shapiro: Eye Movement Desensitization and Reprocessing. Basic Principles, Protocols, and Procedures. The Guilford Press, New York, 1995.［市井雅哉監訳:EMDR—外傷記憶を処理する心理療法. 二瓶社, 東京, 2004］
4) EFT Japan 公式 HP；http://www.eft-japan.com
5) 佐々木豊文ほか:「速読脳開発プログラム」訓練手帳. 日本速読教育連盟, 1986.
6) NHK 取材班:NHK スペシャル 病の起源 うつ病と心臓病. 宝島社, 東京, 2014.
7) 青柳幸利:「一日 8000 歩・速歩き 20 分」健康法. 草思社, 東京, 2013.
8) 山田秀世:ブリーフサイコセラピーの実践. 心と社会 No.99, 31 巻 1 号, 日本精神衛生会. http://www.jamh.gr.jp/kokoro/99_zui.html

あとがき

　星和書店の編集部から執筆依頼を頂戴したのが，確か2013年の秋のことでした。その後，主に日々の業務に朝から晩まで追われるなか，あっという間に4年以上もの歳月が流れ去りました。
　その間，ずっと刊行を心待ちにしてくださっていた多くの患者さんたちの要望にやっと応えることができて，少しほっとしています。
　学術的な体裁は立派でも実用性に乏しいことや毒にも薬にもならないことを書き散らすのは読者の方々への背信行為であろうと懸念されて，なかなか筆が進まない時期も実際にありました。
　だからといって，独創性を欠いた安直な書を世に問うのも専門家や臨床家に対し礼を失するのではないかとの思いが筆者にはあって，その辺りの調和をどう取るかを書き手として最も気を遣ったつもりです。
　それにしては，マインドフルネスなどという仏教に絡んだ高尚なテーマのはずなのに子ども向けのマンガのキャラを散々イジりまわし，随分とオチャラケてるじゃないかと突っ込まれてしまいそうですが。
　ただ，思い上がりも甚だしいようですが，この本の内容に筆者自身が支えられ元気づけられて何とか最後まで書き上げられたところも確かにあったように思われます。でも，やはり周囲からの応援があってこそだと言わざるを得ません。いつも支え続けてくれる家族や職場のスタッフの面々，そして色々な知恵や教訓を授けてくれた数多くの患者さんたち，その他，学会や研究会での先輩や仲間との出会いがあり，そうした場でのインプットとアウトプットが契機となって本書へと結実させることができたのだと考えています。上記の一人一人に心からお礼を述べたいと思います。
　最後に，昨年来，一般読者の視点から記述内容のチェックを引き受け

てくれた事務長代行の畑山やよいさん，そしてJ-マインドフルネスというネーミングを考案してくれた名づけ親でもある職場同僚の土岐完先生にこの場を借りて感謝の念を表し，また貴重な機会をいただいた星和書店の石澤雄司社長と岡部浩さんに改めて深甚の謝意をここに記して筆を擱くことにします。

　　　　　　　　　　　　　　平成最後のこどもの日に　著者識

著者紹介

山田秀世（やまだ・ひでよ）

和歌山県新宮市で生育。金沢大学医学部卒。都立松沢病院，都立府中病院（現・多摩総合医療センター）に奉職後，現在札幌で医療法人社団ほっとステーション・大通公園メンタルクリニックに勤務。和歌山県田辺市近郊のクリニック「わろうだ」で月3～4日診療中。

思春期前までは明朗快活な性格だったが，中高生時代は強迫観念，心気症，被害念慮，対人忌避傾向を自覚しつつ葛藤の日々を過ごす。大学時代に森田正馬とアルフレッド・アドラーの思想に出会い，精神科医を志す。働き始めて以降ミルトン・エリクソンの影響を受け，臨床的に有用で無害なものなら何でも活用する治療スタンスをとる。

2008年からデイケアの中で森田療法やブリーフセラピーなどの理論と技法を活用して復職支援（リワーク）に尽力中。

2015年から故郷の和歌山県内でうつ病の回復機関をいずれ立ち上げるべく診療を開始し地道に継続中である。

また，今後はがん患者の心身両面での適切なケアを提供するため，倉敷の伊丹仁朗先生（すばるクリニック）のもとで研修を受け始めたところである。

共著書に『強迫性障害における条件反射制御法の効果』（分担執筆・中山書店），『効果的な心理面接のために サイコセラピーをめぐる対話集』（分担執筆・遠見書房）などがあり，共訳書として『バイオレント・パーソン 暴力の診断と治療』『ブリーフセラピーの技法を超えて』（いずれも金剛出版）がある。

J-マインドフルネス入門

2018年7月24日　初版第1刷発行

著　者　山田秀世
発行者　石澤雄司
発行所　株式会社　星和書店
〒168-0074　東京都杉並区上高井戸1-2-5
電話　03（3329）0031（営業部）／03（3329）0033（編集部）
FAX　03（5374）7186（営業部）／03（5374）7185（編集部）
http://www.seiwa-pb.co.jp
印刷所　株式会社光邦
製本所　鶴亀製本株式会社

ⓒ2018 山田秀世／星和書店　Printed in Japan　ISBN978-4-7911-0984-5

・本書に掲載する著作物の複製権・翻訳権・上映権・譲渡権・公衆送信権（送信可能化権を含む）は㈱星和書店が保有します。

・[JCOPY]〈(社)出版者著作権管理機構 委託出版物〉
本書の無断複製は著作権法上での例外を除き禁じられています。複製される場合は，そのつど事前に(社)出版者著作権管理機構（電話03-3513-6969，FAX 03-3513-6979，e-mail：info@jcopy.or.jp）の許諾を得てください。

うつのための
マインドフルネス実践

慢性的な不幸感からの解放

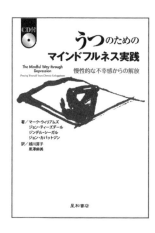

〈著〉マーク・ウィリアムズ,
ジョン・ティーズデール,
ジンデル・シーガル,
ジョン・カバットジン

〈訳〉越川房子,黒澤麻美

A5判　384p　CD付き
定価：本体3,700円+税

マインドフルネスは実証に基づいた心理学的介入であり、うつや慢性的な不幸感と格闘する人々にとって革命的な治療アプローチである。マインドフルネスを実践することで、これまでうつになってきたパターンから脱却することができ、ストレスフルな問題に対してもより適切な対応ができるようになる。本書は、瞑想実践のガイドとしてCDが付属、エクササイズと瞑想を効果的に学べるよう構成されたマインドフルネス実践書である。

発行：星和書店　http://www.seiwa-pb.co.jp

マインドフルネスを始めたいあなたへ
毎日の生活でできる瞑想

原著名：Wherever You Go, There You Are

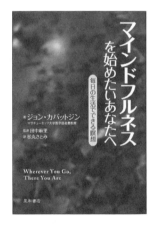

〈著〉ジョン・カバットジン
（マサチューセッツ大学医学部名誉教授）
〈監訳〉田中麻里
〈訳〉松丸さとみ

四六判　320p
定価：本体2,300円＋税

原著（Wherever You Go, There You Are）がアメリカで出版された時、アメリカのベストセラーのリストに上りつめ、75万部を売り上げ、世界中で20以上の言語に翻訳出版される、などと誰が予測できたであろうか。本書は、この世界的名著の日本語訳である。本書により読者は、マインドフルネス実践の論拠と背景を学び、瞑想の基本的な要素を、そしてそれを日常生活に応用する方法まで、簡潔かつ簡単に理解できる。今この瞬間に立ち止まり、感じ、その豊かさ、完全さを味わうことが、自分自身を見つめて見失うことなく、人生の設計図を描くことにつながる。

発行：星和書店　http://www.seiwa-pb.co.jp

条件反射制御法入門

動物的脳をリセットし、嗜癖・問題行動を断つ！

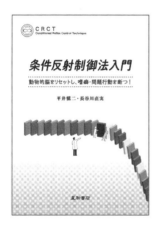

〈著〉平井愼二，長谷川直実

A5判　72p
定価：本体1,200円＋税

治療が困難といわれる薬物乱用、アルコール症、過食症、自傷行為、窃盗癖、強迫行為、ギャンブル、ストーキングなどの嗜癖行動に対して、絶大な効果を示すことで今脚光を浴びている条件反射制御法。本法は、従来の治療法と異なり、薬物等への欲望そのものを消失させる画期的な技法であり、マスコミ、法曹界等からも注目を集めている。刑罰で厳正に対応しても累犯者があとを絶たない薬物乱用者等への切り札となるかもしれない。本書は、本法をわかりやすく解説した入門編であり、その考え方、進め方、適用範囲、他のアプローチとの併用などについて具体的にわかりやすく紹介する。嗜癖行動治療の新地平を拓く画期的方法！

発行：星和書店　http://www.seiwa-pb.co.jp

J — Mindfulness

Just do it !
Just feel it !
Just leave it !

---

x軸：動くのは？
（着手）

⇒ 0) ★眼前一題（形あるもの）
1) モノ （事物の整備）
2) ヒト （他者への貢献）
3) カラダ（身体の養生）

---

z軸：放っておくのは？
（放念）

⇒ アンタッチャブルな
★3項目6要素（形なきもの）
1) 感情・症状
2) 観念・思考
3) 過去・未来
⇒ 軸変換して x, y 軸上で尽力

タラちゃんたち

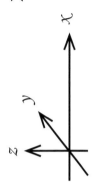
ぐうたら
タラタラ
ほっといたら
そのうち
元気になったら……
ちんたら君

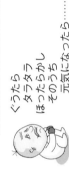
お金や時間が足らない
才能や身長があったら
いつか結婚したら……
タラねえちゃん

明るい性格に
なれたらなあ
坐禅して
悟ったらなあ
タラなあちゃん

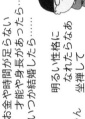
シッパイ・タラチャン ＆ シンパイ・タラチャン
あの出来事さえ
なかったら
しくじったら
どうしよう

x: 横着 y: 感じる
z: 放っておく x': 動く
y': 無頓着 z': 執着

3

y軸：感じるのは？
（観照）
⇒★事実の4実相

1) 順境相：あるブラ、ないマイ、あいうえお
2) 逆境相：回復と成長に不可欠のスパイス
3) 収斂相：今・ここの一瞬の多様な味わい
4) 拡張相：無限の時空間と御先祖たちの数

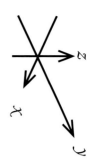

1

J－M 3軸の図

z軸：放っておく → 何を？
y軸：感じる → 何を？
x軸：動く → 何に？

7

クソババ法

① 肛門をキュッとしめる
② 両肩の力をスッと抜く
③ ヘソの下をクッとカむ

思い出すたびに「キュッ・スッ・クッ」

5

まとめ

x軸上の着手
（眼前一題）
1) 事物整備
2) 他者貢献
3) 身体養生

y軸上の観照
（事実の4実相）
1) 順境相
2) 逆境相
3) 収斂相
4) 拡張相

z軸上の放念
（3項目6要素）
1) 感情・症状
2) 観念・思考
3) 過去・未来

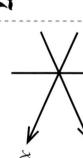

ツメもみ

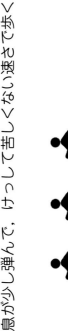

① 手の指の爪の付け根を反対の親指と人差し指で挟むように10回ずつ、やや痛い位にもむ
② 定期的に朝晩に2回実践する
③ 急激な心身の不調への対処法として役立つことがあるかも

"マイルドフル・ウォーキング"

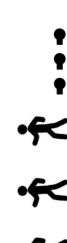

脈拍が1分間に108回(5秒間で9回)のペースで息が少し弾んで、けっして苦しくない速さで歩く

2分間・深呼吸

① 鼻から3秒かけて大きく息を吸う
② 2秒間だけ息を溜める(止める)
③ 口を細めて腹から空気を吐き出すように10秒かけてゆっくり吐く

①~③を8回繰り返す(約2分)

メンキョロ法

不安や緊張の増強時に散逸〜鎮静の効果
寝る前の3~5セット実践で悪夢が軽減

① 両目を左右にリズミカルに16往復(一緒に首が動かないように)
② 好きな景色(イメージ)をアタマに思い描きながら2回深呼吸する

①と②を3~5セット繰り返す

タッピング

1. ①〜⑧を順に10回強くタッピング
2. 閉眼して2回ゆっくり深呼吸する

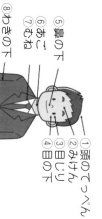

① 頭のてっぺん
② みけん
③ 目じり
④ 目の下
⑤ 鼻の下
⑥ あご
⑦ むね
⑧ わきの下

Avoidance x'
Absent-minded y'
Attachment z'
Z：Abandon
Y：Appreciate
X：Act

スキン・ケア

① 続けられるように冷たすぎず苦しくなく
② 水で濡らしたボディブラシで全身を摩擦
③ 温水と冷水のシャワーの交互浴でもよい

FFT（焦点固定訓練）
〜Focus Fix Training〜

① できるだけ瞬きをせず一番左の点をみつめる
② 約20秒経過後、右隣の点へ焦点を移動する
③ 少し見上げる姿勢で肩の力を抜いたままやる

● ● ● ● ● ● ● ● ● ● ● ● ● ● ● ● ● ● ● ●